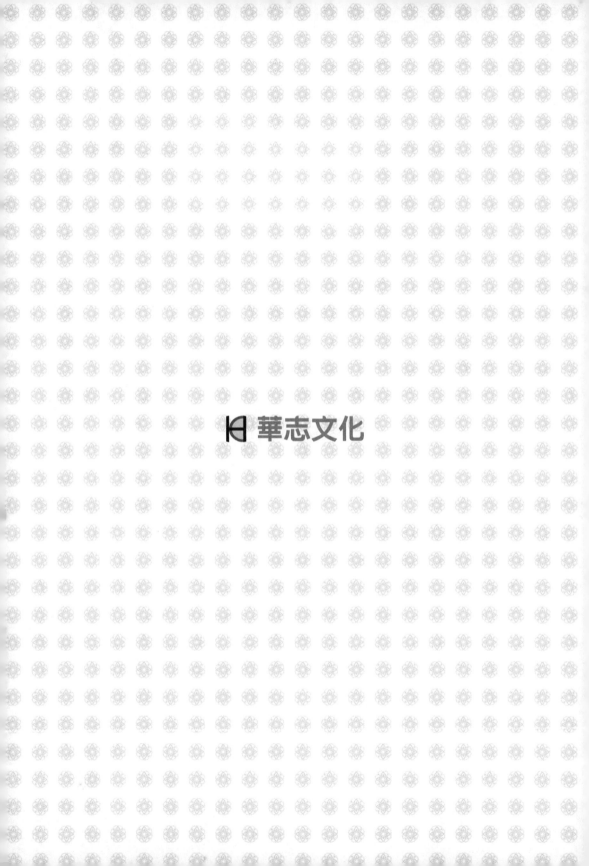

華志文化

人體活命仙丹

你不可不知的30個特效穴位

❀ 前言 ❀

　　身體健康是每個人的夢想，尤其是在現代高度的工作壓力和日益惡化的自然環境下，人們更是談病色變，因此越來越關注身體保健，防病於未然。近年來，運用中醫保健養身和治療疾病，其健康性、自然性得到了很多人的認可。

　　而經絡穴位學說，又是中醫學最為顯著的成就之一。經常有外國的朋友奇怪地問：「你們中醫為什麼靠一枚細小的鋼針就能把疾病治好呢？」外國人眼中的中醫是神奇的，其實經絡穴位學說是一門實用性極強的學問。經絡穴位學說除了能夠治療疾病以外，最大的特點是外國朋友所不知的保健，也就是「治未病」的作用。在中醫有這樣一種說法：「中醫不是治病的，中醫是治人的。」中醫治病，強調人的整體性。

　　根據中國民間的俗語：「人是吃五穀雜糧的，哪能不生病？」如果說疾病是人生中不可避免的劫難，那麼經絡穴位學說則可以被稱為健康的指路燈。因為利用診治穴位一方面能夠強身健體，避免人們掉進疾病的「陷阱」，另一方面還能有效治療相關疾病。其實，按摩、刮痧、針灸等任何一種中醫保健或治病方式都是建立在穴位的基礎上的。

　　人體周身有 52 個單穴，309 個雙穴，50 個經外奇穴，共 720 個穴位。在這 700 多個穴位中，有 108 處緊要穴位，其中 30 處

至關重要。如果人的重要穴位，尤其是這30處穴位受到傷害或者是氣滯血瘀，那麼人體的功能就會下降或者喪失，嚴重者更是危及生命。

有「醫聖」之稱的張仲景這樣評價善用穴位的好處：「上以療君親之疾，下以救貧賤之厄，中以保身長全，以養其生。」由此可以看出，穴位的作用不可謂不大，不可謂不重要。

本書的編寫得到了王超、白晶、李潔、李良、李淳樸、李淑雲、張曉義、曾曉麗、霍秀蘭、霍立榮、楊春明、張來興、陳鶴鯤、顧新穎、陳莉、趙冰清、張璐路、何玉花、魏巍、林霖、季慧、張媛等多位醫師的鼎力幫助和大力支持，在此表示衷心的謝意。

編著者 李嵐

目錄

PART1
經絡穴位：不花錢的保命良方

經絡穴位學說是古人傳承下來的豐厚財富。經絡穴位療法屬於充分挖掘自身潛力的保健方式，也是一種基本上靠自己就能完成的養生方式。經絡穴位，是一帖「永不失效」的良藥，也是屬於自己的隨身攜帶的「速效救心丸」。

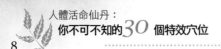
PART2
從零開始學取穴用穴

別讓經絡穴位療法的神奇功效嚇住你，其實它很「平易近人」。它來源於生活，經過我們祖先的巧妙發現為百姓大眾服務。現在，讓我們來用心學習這門古老、神奇的科學，其實，它真的不難。

PART3
從頭到腳，勝過補藥的 30 個特效穴位

也許你不知道，你的全身都有「特效仙丹」；也許你未察覺，人體從上到下處處藏有「玄機」，現在，讓我們一起來找尋全身 30 顆最重要的「特效仙丹」，以防不時之需；讓我們一起開啟這 30 處「玄關」，讓它們盡心守護健康。

PART4
打開你的隨身藥囊

　　累了、痛了、煩了，就停下來歇歇，順便從自己隨身「攜帶」的「藥囊」中取出兩帖藥，給自己調理按摩一下。不要認為這是天方夜譚，人體的經絡穴位的作用絕對不能小覷，它比任何藥物都便宜、方便、有效。了解經絡、學習經絡就是珍愛自己身體的表現。

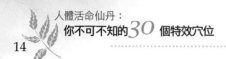

PART5
春夏秋冬的養生特效穴位

四季養生，除了合理飲食，作息規律外，最為方便的就是常採特效穴位。不必擔心食物相剋，不畏颱風下雨，坐在家裡即能減輕病痛、強身健體。

PART6
女性養顏美體，自身穴位來幫忙

愛美之心人皆有之。漂亮的面容、婀娜的身材，是每位女性的追求。在這裡，教大家不用付昂貴的美容費，不用為高價健身器材，只需動一動手指，即可享受美麗的妙招。

經絡穴位：不花錢的保命良方

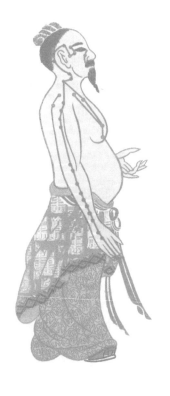

經絡穴位學說是古人傳承下來的豐厚財富。經絡穴位療法屬於充分挖掘自身潛力的保健方式，也是一種基本上靠自己就能完成的養生方式。經絡穴位，是一帖「永不失效」的良藥，也是屬於自己的隨身攜帶的「速效救心丸」。

一

疏通經絡行氣血，敲揉捏打就養生

1. 《黃帝內經》：經脈者「決生死，處百病」

　　《黃帝內經》言：「經脈者，所以能決死生，處百病，調虛實，不可不通。」這句話足以說明經絡對人體的重要性。人體就像一座城市，經絡好比通向各家各戶的瓦斯輸送管和電路，如果輸送管和電路不通了，那冬天就等著打哆嗦吧。只有輸送管和電路都正常了，各家各戶才有暖和的動能。經絡也是一樣，哪裡不通哪裡就會有問題，只有把它疏通好，疾病也就沒了，這就是「處百病，調虛實」，所以才強調「不可不通」。具體地說，經絡有以下作用。

【聯繫全身】

　　根據經絡的組成來看，經絡把人體的內臟、四肢、五官、皮膚、肌肉以及筋和骨等所有部分都聯繫起來。只有每條通路都通暢，身體才能保持平衡和統一，才能維持正常的運轉。

【運行氣血】

　　燃燒產能的天然氣需要用輸送管才能輸送到各個地方，同樣，氣血也要依賴經絡才能輸送到身體各個部位，以滋潤全身上下內外。這就

是經絡的第二個作用。每個人的生命都是靠氣血來維持，而經絡就是氣血運行的通道。只有透過經絡系統才能把氣血等營養輸送到全身各處，人體才可以進行正常的心理、生理活動。

【人體屏障】

當外部疾病侵犯人體時，往往都是從表面開始的，然後再逐漸向裡發展，意思是說就是先從人的皮膚開始。而經絡向外和表皮相連，可以將氣血運行到皮膚，就好像磚石壘成的城牆一樣，當有敵人侵入時，經絡會首當其衝地發揮它的抵禦外敵、保衛機體的作用。

【反映內在】

當然疾病也可能從內而生，「病從口入」的原因就是吃了一些不衛生的東西，導致體內氣血出現異常，從而發生疾病。這種內生的疾病首先表現在內臟的氣血異常，然後再透過經絡反映在相應的穴位上。所以，經絡穴位還能反映出人體內在的問題，中醫的說法是「以表知裡」。

【調氣血】

事實上，人的潛力非常大，因為平時身體的各個臟腑器官不是全力在工作，一旦它們出現問題，首先要做的就是激發、提升體內的潛能。中醫理論主張，內臟和經絡的氣血都是相通的，如果內臟產生疾病，可以透過刺激經絡和體表的穴位來調節氣血虛實，這也是按摩、氣功、針灸等方法能治療內科疾病的原因所在。我們都清楚，嘴不僅會吃飯，還可能吃進細菌，成為感染疾病的途徑。按理來說，經絡也一樣，它能運行氣血，發揮它的各種功能。如果人體出現問題，疾病也可以從

外隨經絡向裡「走」。只要了解經絡的循行規律，就可以利用這點提前預防疾病的發展。

2. 健康的真諦：在疾病萌生前把它消滅掉

在清楚地了解經絡的功能後，究竟怎樣利用它們來為身體服務呢？事實上，經絡的應用範圍非常廣泛，診斷、預防和治療都能用到，當然這裡指的是自己按摩經絡。

【治病】

用經絡治療疾病最為直接的辦法就是用針灸、按摩來刺激體表的某些穴位，目的是疏通經氣，調節臟腑的氣血功能。由於針灸的施用需要準確的手法，要求很高，不專業的操作會引起意外，所以不適合用來自我治療，在這裡不多說。本書重點是談一些透過簡單容易操作的按摩手法來治療常見的疾病和養生保健。如胃痛，按揉足三里穴，牙痛按合谷穴等。人體經常會出現一些不適的症狀，不明其因，也沒有必要看醫生。如頭痛，不在意一天半天就會好，但這一天半天又很痛苦，還會影響到情緒和工作。其實類似於這種小毛病都可以透過刺激經絡穴位來緩解，而且操作簡單，按壓或按揉穴位幾分鐘就可以了，關鍵是要找對位置，知道按哪兒，怎麼去按。按摩經絡雖然聽起來很深奧，但是只要掌握一定的技巧，它就會變得很簡單且實用。

【診斷】

經絡是身體的一個通路，連接著體內和體外，當人體功能失調時，

它又是疾病傳播的途徑。所以當人生病時，常會發現在經絡的走行上，或者在經氣積聚的某些穴位處，會有明顯的突起、壓痛、結節、凹陷及皮膚異常等變化，如沿著經絡路線會出現白線、紅線、疹子、汗毛豎起等現象，這些都能幫助人們判斷疾病。如患腸炎的人，按壓胃經上的上巨虛穴會有痛感，長期消化不良的人，在脾俞穴會發現異常變化。還有許多，如穴位的溫度、電阻等的變化，也能用來診斷疾病，當然這些都是高科技，平時很少用到。此外，有些疾病在經絡上出現的反應比醫院儀器檢測出來的還要準確。所以，平時多刺激感覺異常的穴位，或許能在疾病未成形的初期控制住它，使其消失在無形中。

【預防】

古有扁鵲與齊桓公的故事，這是個諱疾忌醫的故事。這個故事最能說明疾病在於預防的道理，同時還反映出疾病在危害人之前會有一段時間的潛伏過程，即中醫說的潛證階段。而潛證就是疾病的早期階段，在這時期，剛有發生疾病的跡象，很簡單的可以根除。但在這個潛證階段，人很難感到身體異常，即使去醫院檢查也查不出結果，所以往往被人們忽視，但許多中醫卻能透過望聞問切把疾病診斷出來。

現在所說的預防疾病，很多時候就是在治療這種潛證。例如人冷了要取暖，有兩種不同的方法能讓身體暖和起來，一是給他外來的熱量，如吹暖風；另一個就是激發他自身的潛在能量來讓自己暖和起來。因此，常常按揉經絡和穴位就顯得尤為重要，因為有些疾病在潛證階段是很容易痊癒的，這就是所說的「病向淺中醫」的道理。更何況人體都有記憶功能，每次患病時都會對人體功能產生一定損害，然後人體就會把這些損害記錄下來，所謂多病則體弱，久病則體虛就是這個道理。如

果每天都持續用幾分鐘時間來按揉穴位，打通經絡，即使不知道體內正在醞釀哪種疾病，也可能在無意中把它消滅於無形。中醫有「上工治未病」之說，也就是說高明的醫生常常可以在病發前就治好它。

所以，身體健康往往是從日常生活中的一點一滴做起的，只要每天都關注經絡，抽出時間去維護自己的身體機能正常，及時地排出體內垃圾和毒素，使其沒辦法堆積，身體自然就能保持健康。

#
讓健康固若金湯的人體 12 經絡與任督二脈

1. 足陽明胃經：人體的後天之本

　　中醫講：脾胃是人的「後天之本」，也就是說它們是人生下來活下去的根本保證，究其原因是因為中醫所說的脾胃具備了整個消化吸收功能，它們能為人體提供源源不斷的能量。脾胃掌管著能量的吸收和分配，如果脾胃不好，人體的能量就會不足，從而就會導致很多器官運作代謝減慢，工作效率就會降低，或者乾脆臨時「停工」。如果人體五臟六腑都不能好好工作，短期內可以用人體儲備的能源，但長期下去就不夠用了，疾病也就接踵而來了。由此看來，養好後天的脾胃非常重要。

胃經循環路線

　　・**足陽明胃經**：循行部位起於鼻旁，交會鼻根中，旁入目內眥，與足太陽經相交，向下沿鼻柱外側，進入上齒中，返回來夾鼻夾口旁，環繞唇部，向下在頰唇溝承漿穴處左右相交，然後退回，沿下頜骨後下緣到大迎穴處，再沿下頜角上行過耳前，經上關穴，沿著髮際，到額前。

　　・**頸部之脈**：由大迎前往下，經過頸動脈，沿著喉嚨，入缺盆，透過膈肌，屬於胃，絡於脾。

　　・**胸腹部主幹**：由鎖骨上窩下行，經乳中，再向下夾臍兩邊，入氣街。

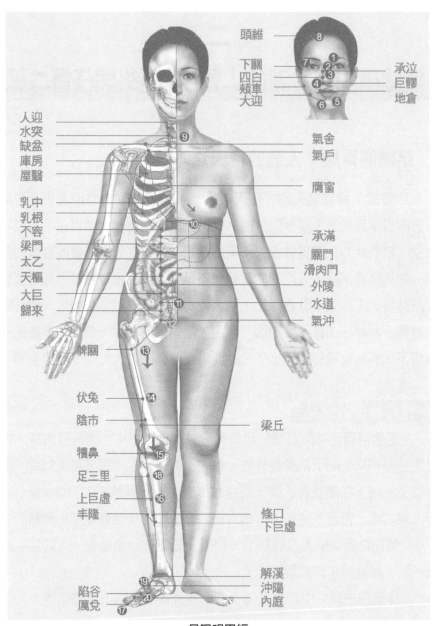

頭維
下關
四白
四頰車
大迎
承泣
巨髎
地倉

人迎
水突
缺盆
庫房
屋翳

乳中
乳根
不容
梁門
太乙
天樞
大巨
歸來

氣舍
氣戶

膺窗

承滿
關門
滑肉門
外陵
水道
氣沖

髀關

伏兔
陰市

梁丘

犢鼻
足三里
上巨虛
丰隆

條口
下巨虛

陷谷
厲兌

解溪
沖陽
內庭

足陽明胃經

‧**腹內支脈：**由胃口下行，沿著腹裡，到腹股溝動脈部和前外行者交會。自此下行直到髖關節前面，直到股四頭肌隆起處，下至膝髕中，沿著脛骨的外側下行足背部，入中趾內側的趾縫處，從次趾末端出來。

‧**小腿上支脈：**由膝下三寸處分出，下行進入中趾外側的趾縫中，然後出中趾末端。

‧**足部支脈：**由足背部分出，入大趾的趾縫間，從大趾末端出去，接足太陰脾經。

胃經上的疾病

胃經上出現問題，說明氣血運行出現了異常，人體就會出現頭痛、發高熱、出汗、牙齒痛、咽喉腫痛、脖子腫，或者口角歪斜，流鼻血或者流濁鼻涕；在精神方面表現為易受驚嚇、狂躁；平時即使吃得很多也容易餓，胃脹、腹脹；時常膝蓋腫痛，胸乳部、腹部、大腿部、下肢的外側及足背部和足中趾等多處出現疼痛症狀，而且足中趾活動受限。

如果身體一旦出現上述症狀，顯示胃經出了問題，這時要及時敲胃經或按揉胃經上的重要穴位。

一起來敲胃經

按摩胃經的目的是調節胃腸功能，敲打胃經的方法，是從鎖骨下，順著兩乳，經過腹部，到雙腿正面，一直敲到腳踝，敲打時可稍微用力一些。胃經上的足三里穴有很多功效，因為它是強壯穴，能增強人體的免疫力，同時又可以補益人體虛弱。它同時也是一個消氣穴，太沖消的氣是肝膽之氣，足三里消的是胃腸之氣，如果吃東西消化不良就會產生許多濁氣，揉太沖就不管用了，肚子不舒服產生之大量脹氣、濁氣，就

要揉足三里。在每天早上 7～9 點這個時間段沿著胃經的循行路線進行敲打或者按揉效果最佳，因為這個時間是胃經經氣最旺的時候。

2. 手陽明大腸經：疏通氣血，排毒潤腸

《黃帝內經》說：「陽明經多氣多血。」這是因為手陽明大腸經和足陽明胃經主管人體消化、吸收以及排出廢物，如果胃腸消化吸收功能正常，體內生成的氣血充足，抵抗疾病的能力自然會很強；而且胃腸排泄功能正常，體內產生的垃圾就能夠及時排出，那麼由內在性原因產生的疾病自然減少。所以大腸經是人體上非常重要的一條經絡，大家平時一定要注意疏通手陽明經的氣血。

大腸經循行路線

• **手太陰肺經部分：**大腸經起自手太陰肺經拇指橈側指甲角端後一分許之少商穴，它的分支進入食指內側端之商陽穴。

• **手陽明大腸經部分：**由食指內側端的商陽穴，循食指而上，經二間、三間穴，到兩骨間後出合谷，上兩筋間之陽溪穴，循手臂而上到偏歷、手三里穴，入肘外側的曲池穴，上行到臂臑穴，再上至肩部的巨骨穴。

• **足陽明胃經部分：**從足陽明胃經之缺盆穴絡肺，下膈，屬大腸者。

• **手陽明大腸經部分：**其支從缺盆穴上頸復循本經之天鼎穴，貫頰到扶突穴，再入下齒中口禾髎穴，還出夾口交人中，左之右，右之左，上夾鼻孔旁至迎香穴而終。

• **足陽明胃經部分：**手陽明大腸經行到鼻孔旁迎香穴後，即交於

足陽明胃經。

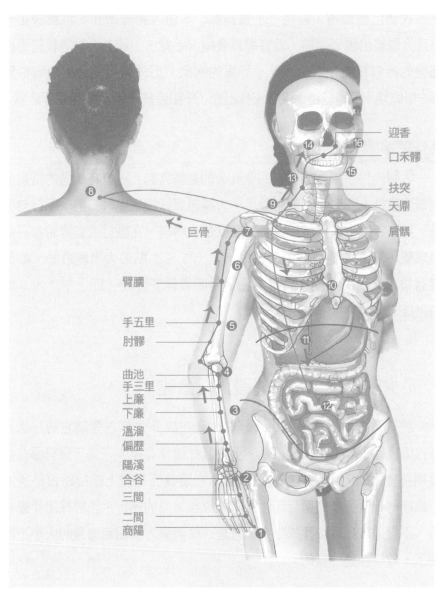

迎香
口禾髎
扶突
天鼎
肩髃
巨骨
臂臑
手五里
肘髎
曲池
手三里
上廉
下廉
溫溜
偏歷
陽溪
合谷
三間
二間
商陽

手陽明大腸經

大腸經上的疾病

我們已經知道，經絡「不通則痛」。由大腸經所在的位置決定，一旦大腸經出現了問題，就會導致食指、手背、上肢、後肩等經絡沿線部位的疼痛和痠、脹、麻等不舒服的病徵。另外還可能會出現眼白髮黃、口乾燥、眼睛乾澀、流涕或鼻出血，牙齦腫痛或者咽喉腫痛等症狀。

一起來敲大腸經

大腸經從手部開始一直到鼻孔旁的迎香穴為止，但在疏通的時候，只需要敲打上臂到手腕就可以了。大腸經很好找，你只要把一手自然下垂，另一手過來敲對側手臂，一敲就是大腸經。在敲打大腸經時會有痠脹感覺，敲到曲池時多敲一會兒。早上 5 ～ 7 點敲大腸經最好，如果沒有早起習慣，那就往後推，在足陽明胃經旺盛時，即上午 7 ～ 9 點時來敲。

3. 足少陽膽經：強身健體「萬金油」

膽經是人體最重要的一條經絡，現在許多人都在強調它的好處，敲打膽經幾乎成了「萬金油」。至於敲打膽經有多少好處，只有那些能長期持續做的人才深有體會，最起碼它是我們身體上循行路線最長的一條經絡，沿著經絡循行刺激能有效改善氣血的運行，至於採用什麼方法，不管是敲打或按揉或點穴，只是一些刺激方式和刺激量的大小不同罷了，效果都是一樣的。

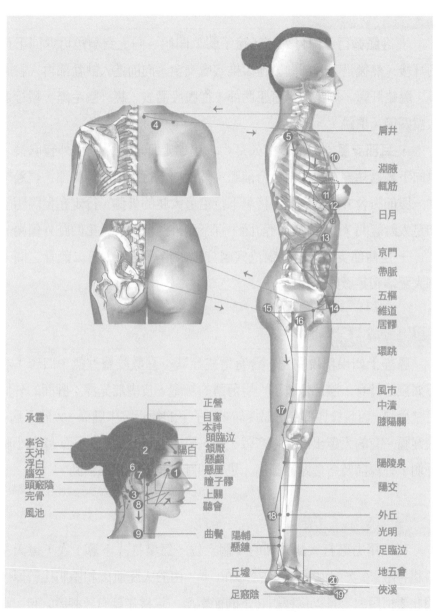

足少陽膽經

膽經循行路線

• **經脈循行**：由目外眥（瞳子膠）開始，向上到額角再返回下行到耳後，然後沿著頸部向後在大椎穴處交會，向前進入缺盆部再入胸過膈，聯絡肝臟，屬膽，沿著脅肋部，從腹股溝去，經外陰毛際，橫行進入髖關節（環跳）。

• **耳部支脈**：由耳後進入耳中，出，走耳前，直到目外眥處後，再向下經過頰部在缺盆部會合前脈。然後向下行腋部、側胸部，經過季肋，與前脈會於髖關節後，接著下行沿著大腿的外側，行走在足陽明經和足太陰經間，經過腓骨的前面一直下到外踝前，入足第四趾外側端。

• **足背部支脈**：由足臨泣穴處分出，沿著第一、第二蹠骨之間，到大趾端和足厥陰經相接。

膽經上的疾病

膽經上如果出現問題，會有這些症狀：喜歡唉聲歎氣，口苦；心脅痛無法轉身，臉部像蒙了一層薄薄的灰塵，皮膚無光澤；腳面的外側時常發熱，而且會頭痛、腮部疼痛，脖子下的鎖骨窩中腫痛，大脖子病、腋窩腫。有的人還出冷汗打寒戰，胸、脅、肋以及大腿外側，膝和小腿外側，外踝前及各個關節都痛，足第四趾、第五趾無法活動。

一起來敲膽經

每天用力敲打大腿外側的 4 個穴位，每敲打 4 下算 1 次，每天左右腿各敲 50 次，也就是左右各 200 下。由於大腿肌肉和脂肪比較厚，因此要稍用力，且以每秒約 2 下的節奏敲，這樣才能有效刺激穴位。

膽經是一條從頭貫穿到腳的經絡，其中大部分都與其他經絡相鄰，

唯獨在大腿外側的一段，只有一條膽經，且這段膽經敲打起來是最為順手的，建議每天都敲膽經。

敲膽經有一個簡單實用的方法：坐在椅子上，把一條腿放在另一條腿上，然後從大腿外側與盆骨交接處的環跳穴開始敲打（很好找，摸摸那附近，有個凹陷的小窩，就是那裡），向膝蓋的方向敲，共 4 下。膽經的氣血在子時最旺，即晚上 23 點至凌晨 1 點，這時是陰陽轉換的時候，陰氣最重，陽氣剛開始生發，所以如果能在子時敲膽經最好。

4. 手少陽三焦經：協調臟腑合作的總指揮

少陽三焦經分布在人體的體側，如同一扇門的門軸。此外，還有一個說法叫「少陽為樞」，即樞紐的意思。無論是經絡，還是方劑用藥裡都有這個說法。手少陽三焦經內屬三焦，三焦是一個找不到相應臟腑對應的純中醫概念。但是，中醫理論上的臟腑與現代醫學上的臟腑本來就不是對應意義的關係。

三焦經循行路線

• **經脈循行**：三焦經自無名指末端開始，向上出於四、五兩指之間，沿著手背到腕部，再向上經尺、橈兩骨間經過肘尖部，沿著上臂到肩部，在大椎穴與督脈交會；然後又從足少陽膽經後，向前行入鎖骨上窩，分布在兩乳間，脈氣散佈聯絡心包，再向下貫穿膈肌。

分支：自兩乳間處分出，上行淺出於鎖骨上窩，經過頸部到耳後，向上從耳角出，屈曲向下到面頰和眼眶下部。

• 自耳後入耳中，出行到耳前，在面頰部和前條支脈相交，直到

外眼角。脈氣在這裡與足少陽膽經相接。

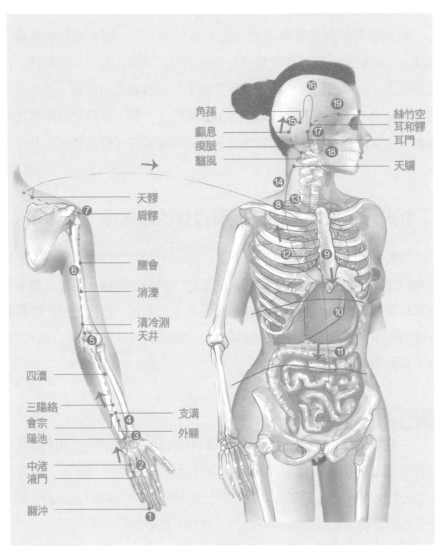

角孫
顱息
瘈脈
翳風

天髎
肩髎

臑會

消濼

清冷淵
天井

四瀆

三陽絡
會宗
陽池

中渚
液門

關沖

支溝
外關

絲竹空
耳和髎
耳門

天牖

手少陽三焦經

三焦經上的疾病

三焦經，簡單說是手臂外側接近無名指那一條線，它還有一個名字叫「耳脈」，因這條經繞著耳朵轉了大半圈，所以耳朵的疾病可以說是通治，該經潛伏的疾病主要表現為耳鳴，耳聾，外眼角痛，咽喉腫痛，腮腫，出汗，耳後、肩、肘、臂部本經脈經過的地方疼痛等。

一起來敲三焦經

在敲三焦經時必須要有痠痛的感覺為好，這樣不僅可以調節全身的血液循環，增強免疫力，而且還能刺激大腦皮質，使神經得到放鬆，從而改善頭痛、咽喉痛、目痛、出汗等身體上出現的不適症狀。

如何敲三焦經？方法很簡單，抬起左手前臂，稍微屈肘，掌心朝下，右手握空拳，自左手無名指末端開始，沿著手背到腕部進行敲打；然後再沿著前臂外側尺骨和橈骨之間上行到肘尖；從肘尖沿上臂外側往上敲，到肩部，然後再換成四指指腹敲，沿著肩後側向第七頸椎敲；接著，再從第七頸椎向前行到鎖骨上窩，再到心包；從鎖骨上窩沿著頸外側往上輕輕地敲到耳後，依次是耳上方、面頰、眼眶下方，最後從耳後到耳中、耳前、面頰到眉梢的凹陷處。敲完一遍後，換左手敲右臂，兩側交替式敲大約 10 分鐘，敲時要有痠痛感。敲三焦經的最佳時間，是在亥時（晚上21點～23點），這時手少陽三焦經的氣血是最旺的時候，對全身有保健、調養作用。

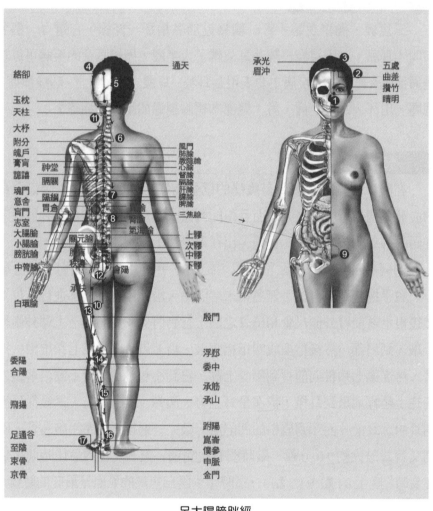

足太陽膀胱經

5. 足太陽膀胱經：最大的排毒通道

膀胱經是人身體上的藩籬，它是人體抵禦外界風寒的一個天然屏障。而風寒之邪通常會從後背侵入人體，而膀胱經就是人體後背的一個大柵欄，能防止病魔侵入。此外，膀胱經最大的功效是它具有排毒功能，膀胱經是人體最大的一個排毒管道。大家在中醫診所或推拿中心常常會看到人們後背擺滿火罐要拔罐，這就是要把身體內的毒素從膀胱經排泄出去。足太陽膀胱經起於內眼角的睛明穴，止於足小趾尖的至陰穴，循行經頭、頸、背部以及腿足部，左右對稱，每側有 67 個穴位，是十四條經絡中穴位最多的一條經。共有一條主線，三條分支。

膀胱經循行路線

・**頭頂部的支脈：**由頭頂到達耳上角。

・**頭頂直行的經脈：**由頭頂進入聯絡腦，出來分開後再向下行於頸後，並沿著肩胛骨的內側，夾著脊柱，一直到腰部，從脊柱兩旁的肌肉入體腔，聯絡腎，屬於膀胱。

・**腰部支脈：**下行經過臀部，入膕窩內。

・**後項支脈：**經過肩胛骨的內緣直下，經臀部再向下行，並沿大腿後外側，與腰部下來的支脈在膕窩中交會，自此向下經小腿後側，出外踝的後面，再沿著第五蹠骨到小趾的外側端，與足少陽腎經相接。

膀胱經上的疾病

《黃帝內經》說，膀胱經一旦出現問題，身體就會發熱，即使穿厚衣服也會覺得發冷，流鼻涕，頭痛，項背僵硬疼痛；而且眼珠疼痛得

好像要脫出一樣，頸項好像被人扯拔一樣難受，腰似乎要折斷一樣疼痛，膝彎部位就像被綁紮一樣不能彎曲，小腿肚好像撕裂一樣疼痛，還有股關節屈伸不能自如；狂症、癲癇、痔瘡都可能會發作；而膀胱經所經的部位都會出現疼痛，足小趾更不能隨意活動。

一起來敲膀胱經

足太陽膀胱經的氣血在申時是最旺的，即下午 15 ～ 17 點，這時如果能按摩一下，把氣血疏通了，對人體具有很好的保健作用。

6. 手太陽小腸經：心臟功能「晴雨表」

「麻筋」是小腸經的線路，你現在用拳頭打一下這「麻筋」，看看能不能麻到小手指。如果是一麻到底，說明您心臟供血的能力正常；如果只痛不麻，那麼說明你的心臟已經存在供血不足的情況了。此外，還有個更簡單的測試法，行個軍禮，看一看上臂靠近腋下的肌肉是否會鬆弛，鬆弛就是證明這個地方氣血供應不足了。而小腸經是依賴心經供應氣血的，它和手少陰心經相表裡，現在臨床上常用它瀉小腸火，可用來去心火，因為中醫講「小腸主液」，心火常常下移小腸，如舌尖紅痛、口舌生瘡，就可以用利小便的方法來治療，這時泡點竹葉喝，或者加點冰糖，熱就能從小便導出來。

小腸經循行路線

· **經脈循行**：小腸經起於小指的尺側端（少澤穴），直向上經過

腕部尺側的陽谷穴，沿著上肢尺側的後緣向上行，經過肘部，出於肩關節後的肩貞穴，再繞行至肩胛部的肩中俞後，在大椎穴交會，再向前經缺盆穴，深入到胸腔，下行絡心，然後沿著食道，穿過膈肌，一直到胃部，下行，屬小腸。

• **缺盆分支**：自缺盆穴出，沿著頸部向上到面頰部，再到目外眥後，折入耳內。

• **面頰分支**：從面頰出發，斜向目眶下緣一直到鼻根部，到目內眥（睛明穴），交會在足太陽膀胱經。

小腸經上的疾病

如果小腸經上發生病變，症狀主要表現為咽痛、下頷腫痛、眼痛、頭痛、耳聾、扁桃腺腫痛、失眠、落枕、肩痛、腰扭傷，以及目黃，上肢背側內緣（小指一側）小腸經經過的地方也會有疼痛。

一起來敲小腸經

因為小腸經循行跨過腕、肘、肩 3 個關節，所以在操作時對關節兩側的穴位進行點按，可緩解關節的屈伸不利和周圍軟組織疾病。

手太陽小腸經氣血在未時最旺盛，也就是下午 13 ～ 15 點，這時陽氣剛開始下降，陰氣開始上升，這時是按揉小腸經的最佳時間段。

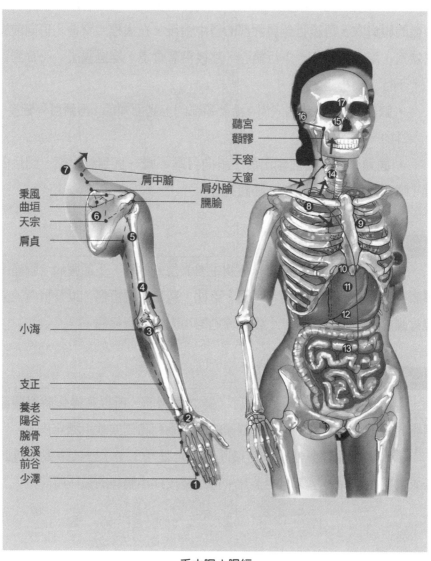

聽宮
顴髎
天容
天窗

肩中腧
肩外腧
臑腧

秉風
曲垣
天宗

肩貞

小海

支正

養老
陽谷
腕骨
後溪
前谷

少澤

手太陽小腸經

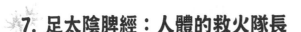
7. 足太陰脾經：人體的救火隊長

脾胃是人體的能量之源，就像家電用品沒電無法正常工作一樣，脾胃掌管著能量的吸收與分配，如果人的脾胃不好，人體的「電」能就會缺乏，很多耗「電」的器官都要「省電」，從而導致新陳代謝減慢，工作效率降低。如果人體內部器官不能正常運轉，能量不足，疾病就會出現。

脾經循行路線

• 經脈循行：脾經從趾內側端（隱白穴）開始，沿著足背內側的赤白肉際，向上經內踝前緣的商丘穴，沿著小腿內側的正中線向上行，在內踝上八寸處交叉，行於足厥陰肝經的前面，再向上沿著大腿內側前緣到沖門穴入腹部，屬脾，絡胃。然後再向上穿過膈肌，沿著食道兩旁向上行，夾咽兩旁，連接舌根，散在舌下方。

• 分支：自胃分出，向上經過膈，注入心中，交於手少陰心經。

脾經上的疾病

脾經屬於陰經，與臟腑聯繫是最密切的。當脾經中氣血流通出現異常時，人的身體就會出現一些病症。

外經病：如果氣血不通，身體的趾內側、腳內緣、小腿和膝蓋或大腿內側、腹股溝等經絡路線上就會發冷、痠、脹、麻、疼痛等。由於脾和血液相關，所以脾虛易引起痛經，或者常有從小腹→腹股溝→大腿內側的發散性痛，如果平時注意按摩脾經上的穴位，如三陰交、陰陵泉就能預防痛經。

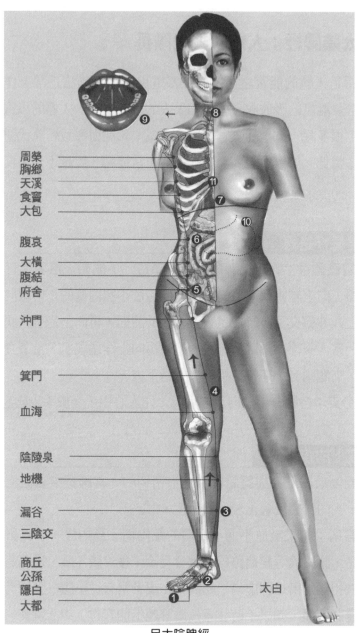

周榮
胸鄉
天溪
食竇
大包

腹哀

大橫

腹結

府舍

沖門

箕門

血海

陰陵泉
地機

漏谷

三陰交

商丘
公孫
隱白
大都

太白

足太陰脾經

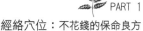
　　五官病：從上面經絡循行路線能看出，足太陰脾經與舌、咽部關係較為密切，所以治療舌根發僵、吃飯後即吐，以及不自主地流口水這些疾病都應從脾經著手。

　　臟腑病：「陰主裡，陽主表」。脾經出現問題就會導致全身乏力或者全身疼痛、腹脹、胃痛、大便稀、心胸煩悶、心窩下急痛。

一起來敲脾經

　　脾經氣血最旺的時候是巳時，也就是上午 9 ～ 11 點。人體陽氣正處在上升期，這時疏通脾經能發揮很好的平衡陰陽的作用。

8. 手太陰肺經：調治呼吸的通天大脈

　　《內經》：「肺者，相傅之官，治節出焉。」肺朝百脈，全身血液不斷地彙集在肺部，然後輸送到全身，從而輔助心推動並調節血液運行。肺幫助心治理調節全身，故為相傅（丞相）之官。肺之氣血是肺發揮生理功能的物質基礎和動力之源。肺部氣血充足，那麼各種功能活動就會正常有力，呼吸均勻，衛氣充足，水道通暢，並全身治節有度。如果肺部氣血不足，那麼每次呼吸就會無力，氣短聲低；衛氣不足，人體就會經常無由發汗，並且容易外感；通調水道無力，津液就會停聚，容易成痰，或者浮腫；助心行血無力，在氣短的同時，會因為血瘀而出現青紫。所以，如果想使呼吸均勻，就要使肺經氣血通暢。

肺經循行路線

・**經脈循行**：手太陰肺經起始於中腹，下行絡於大腸，回過來沿

胃上行，透過膈，屬肺臟。再橫出腋下，沿上臂掌面橈側向下行，走在手少陰經、手厥陰經的前面，向下至肘中，沿著前臂掌面橈骨的邊緣，入寸口（手腕部橈動脈搏動的地方，即中醫把脈處），然後向上到大魚際（手掌大拇指下方比較厚的肌肉，因為像魚肚而得名），沿著邊際，直出拇指的指端。

- 分支：從手腕的後方（列缺穴）分出，沿著掌背側向前行，走向食指橈側端（商陽穴），與手陽明大腸經相接。

肺經上的疾病

肺經異常或不通時，人體會出現以下毛病。

- 外經病：沿著肺經循行路線上的疼痛、發冷、痠脹、麻木等異常的感覺，一般常出現鎖骨上窩、上臂和前臂掌面的外緣（即大拇指一側）。

- 臟腑病：肺經經氣異常時，身體會出現咳嗽、胸悶、氣喘、氣短及心煩不安等症狀；另外，因為肺和口鼻相通，所以時常會出現鼻塞、感冒、流涕和傷風怕冷等症狀。

一起來敲肺經

中醫講經絡，總是離不開肺經，因為人體出現的疾病很多與肺經聯繫在一起。手臂掌面靠拇指的那條線就是肺經，平時敲時稍有痠痛感。按摩肺經的最佳時間是寅時，也就是早上 3 ～ 5 點，是肺經的經氣最為旺盛的時段，但這時也是睡覺的時間，所以你可以在同名（太陰）經上找，也就是上午 9 ～ 11 點脾經氣血旺盛時。

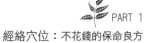

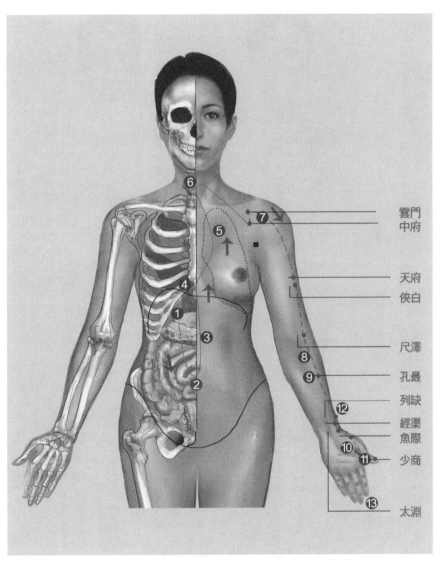

雲門
中府

天府
俠白

尺澤

孔最

列缺
經渠
魚際
少商

太淵

手太陰肺經

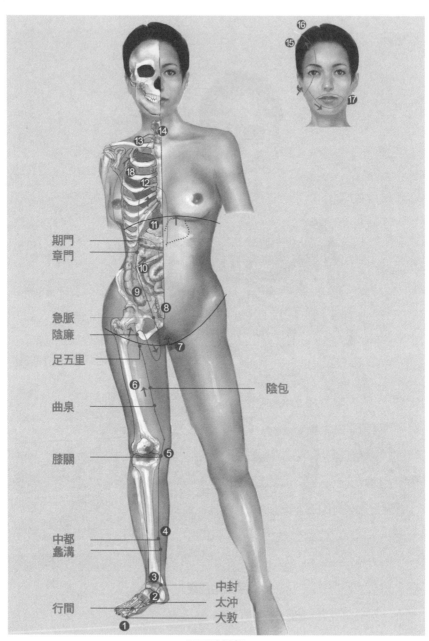

期門
章門

急脈
陰廉

足五里

陰包

曲泉

膝關

中都
蠡溝

中封
太沖
大敦

行間

足厥陰肝經

9. 足厥陰肝經：保命萬靈丹

中醫認為，肝藏血，主謀慮。肝性剛強，所以又有「將軍」之稱。一旦人受精神刺激、鬱悶時，會影響肝的正常功能而導致血壓升高、脇痛、頭脹等症狀。肝開竅於目，眼病多與肝相關，中醫治眼病，大多從治肝入手。

肝大多是「火氣旺盛」，但是也有肝氣不足的情況，「肝藏魂」，如果肝氣虛弱，人的情志活動也會隨著變化，就會出現情緒消沉、驚恐怕事、精神恍惚等症。所以，我們要保證足厥陰肝經氣血通暢，人才會神清氣爽。

肝經循行路線

• **經脈循行**：從趾甲後叢毛處，下行到趾外側端（大敦穴），然後沿著足背往上，到內踝前一寸處的中封穴，沿著脛骨內側的前緣上行，在內踝上八寸處與足太陰脾經交會後，向上經膝內側，再沿著大腿內側中線進陰毛中，繞陰器，到小腹，上行到章門穴，然後再循行到期門穴進入腹部，夾胃兩旁，屬肝，絡膽。上行穿過膈，分布在脇肋部，沿著喉嚨後，上行進入鼻咽部，向上連於目系，出於額部，一直到頭頂部，與督脈在巔頂百會穴交會。

• **目系分支**：自目系分出，向下到頰裡，並環繞在口唇內。

• **肝分支**：自肝分出，經過膈，上行注入肺中，然後與手太陰肺經交會。

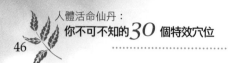

肝經上的疾病

　　肝經與肝、膽、肺、胃、膈、頭、眼和喉嚨有聯繫，所以雖然循行路線不長，穴位不多，但作用很大。肝經出現問題，人就會出現腰痛得不能伸展，臉色晦暗、胸部感覺被東西堵住一樣，咽乾、腹瀉、嘔吐或腹部兩側疼痛等一系列症狀。

一起來敲肝經

　　肝經在大腿內側的正中線上，只要把一條腿抬起，確保大腿內側朝上，沿中線，從下向上敲。操作時可以平坐，把一條腿平放在另一腿上，從大腿根一直敲打到腳部；每條腿敲 3 ～ 5 分鐘。肝經氣血最旺的時候是在丑時，即凌晨 1 ～ 3 點，這時人體的陰氣開始逐漸下降，陽氣開始上升，所以應安靜地休息，以順應自然。也可以在手厥陰心包經旺盛時按摩，即晚上 19 ～ 21 點時。

10. 手厥陰心包經：減肥護心都靠它

　　中醫所說的心包就是心外面所包的一層薄膜，它能代心受過，替心受邪，也就是當外邪侵犯人體時它要代替心去承受外邪的侵襲。因為「心為五臟之大主」，「心主神明」，如果把身體比作一個國家，那麼心就相當於這個國家的君主，所以有什麼病災困難時當然要由心腹之臣來代替君主承受了。

心包經循行路線

　　‧ **經脈循行：**心包經起於胸內，出屬心包絡，向下行，透過膈肌，

依次聯絡上、中、下三焦。

．**胸部分支**：自胸部分出，淺出脅部腋下三寸（天池穴）處，然後上行到腋窩下，沿著上肢內側中線進入肘部，經腕上內關穴，過腕入掌中（勞宮穴），再沿著中指，從中指橈側端（中沖穴）出去。

．**掌中分支**：自掌中（勞宮穴）分出，沿著無名指的尺側，一直到其指端的關沖穴，與手少陽三焦經交會。

心包經上的疾病

心包經一旦出現問題，人體就會出現一系列症狀，主要表現在手心熱，肘臂屈伸困難，腋下腫脹，胸脅脹悶。此外，還會出現心煩、心痛、面紅以及目黃、情緒無常等。

一起來敲心包經

經常敲打上臂內側，除了能提高心臟功能，使呼吸和血流更加有力外，還能有減脂的效果。心包經在晚上戌時氣血最旺盛，即晚上 19 點～ 21 點。如果在飯後敲打，能使血液中積存的膽固醇順暢排出體外，並加快食物脂肪在體內的代謝速度。但不要在晚飯後立刻就做，那樣反倒會影響氣血的運行，最好在飯後半小時內敲打。

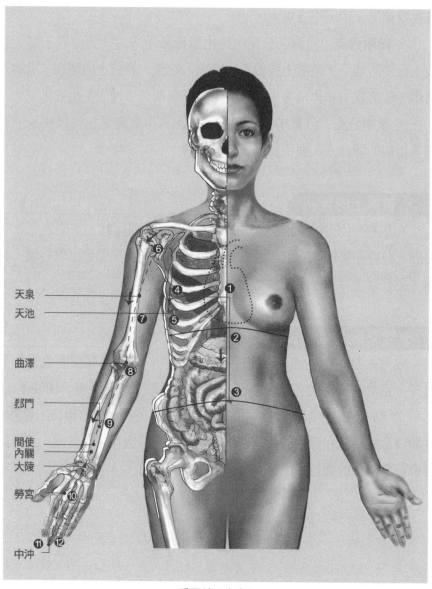

天泉
天池
曲澤
郄門
間使
內關
大陵
勞宮
中沖

手厥陰心包經

11. 足少陰腎經：提高生命品質的通道

　　腎經，是一條關乎人一生幸福的經絡，如果想提高生活品質，讓身體狀況從「溫飽」進入「小康」，那麼就必須把腎經鍛鍊強壯。因為腎是先天之本，即一個人生命的本錢，大多來自父母的遺傳，也就是祖上的「遺產」。如果沒有先天的厚贈，那麼就真的需要後天來補充了；否則，人過中年後身體每況愈下，衰老趨勢不可擋。身體需要運動，而經絡更需要鍛鍊，經絡是修復身體器官損傷的忠實保鏢。人體的器官就像天天運轉的機器，易受磨損，但只要經常保養它，不斷地除垢潤滑，那麼我們仍然可以歷久彌新，甚至是脫胎換骨。

　　我們可以改變遺傳給身體發展的慣性軌道，努力激發每個人身心存在的巨大潛能，挖掘大自然賜予個人強大的自癒能力，就看你有沒有用心去把握。

腎經循行路線

　　‧**循行路線**：腎經從足小趾端的下方開始，斜行於足心（湧泉穴），出舟骨粗隆下的然谷穴，沿著內踝後，分出入足跟，然後上行沿著小腿內側後緣，到膕內側，一直向上股內側的後緣，到尾骨部（長強穴），並貫穿脊柱，屬腎，絡膀胱。

　　‧**直行者**：自腎向上，透過肝和膈，入肺中，沿著喉嚨向上到達舌根的兩旁。

　　‧**大腿根部分支**：自左右股內側的後緣大腿根部出去，前行夾陰部兩側，直到腹部，沿著腹部中線兩側向上，夾臍，到胸部前，一直到鎖骨下（俞府穴）。

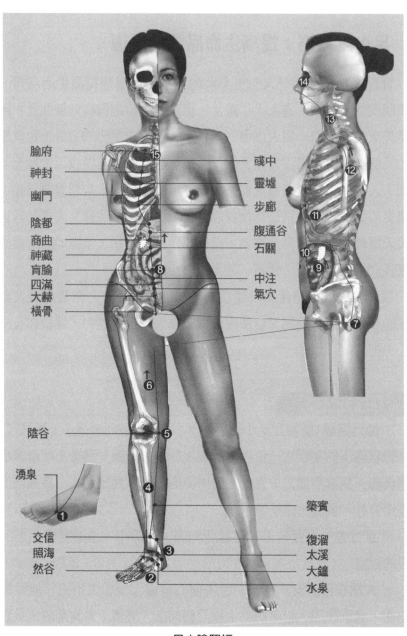

腧府

神封

幽門

陰都

商曲

神藏

肓腧

四滿

大赫

橫骨

彧中

靈墟

步廊

腹通谷

石關

中注

氣穴

陰谷

湧泉

交信

照海

然谷

築賓

復溜

太溪

大鐘

水泉

足少陰腎經

・**肺中分支**：自肺中分出，絡於心，注入胸中（即膻中穴），交會在手厥陰心包經。

腎經上的疾病

腎經上一旦出現異常，人體主要表現為面黑如柴，頭暈目眩；咳嗽咯血，氣短暴喘；肚子餓但不想吃東西，心胸痛，脊、腰、下肢無力或者肌肉萎縮麻木，腳底熱、疼痛；易受驚嚇，以及心煩、易恐，口熱，舌乾，咽喉腫等症狀。

一起來敲腎經

因為腎經和臟腑器官聯繫是最多的，所以沿著腎經進行刺激不僅能疏通眾多經絡不平之氣，還對相聯絡的器官內臟具有很好的調節安撫作用。從兩腿內側（中心線偏後）根部起，從上而下慢慢順序地按壓到足心處，然後再反向壓回大腿的根部，這樣反覆做。每天 1～2 次，每次 2～3 分鐘，按壓時要稍用力。雖然腎經不止這一段，但是僅壓這段就足夠了。腎經在下午 17～19 點時氣血最為旺盛，這時按更有利於氣血通暢。

12. 手少陰心經：身體的主宰者

心是人體的「君主之官」，疏通心經使它的氣血暢通，對身體的整體調節具有很重要的作用。手少陰心經主要分布在人體上肢內側後緣，屬心，而心在中醫上講「心主神」。「神」可簡單地理解為「神志、精神」。如失眠在中醫角度來講就是「心神不守」，也就是說神本來晚

上應該回屋裡了，但它一直躁動不安，還在外面跑，所以人就睡不著
了。

心經循行路線

・**手少陰心經**：起於心中，聯繫心系（心與各臟相連的組織）、肺、
咽及目系（眼後與腦相連的組織），向下透過膈，絡於小腸。

・**上行支脈**：自心系往上，夾食道旁，連接目系。

・**外行主幹**：自心系，向上到肺，再向下從腋下出去，沿著上臂
內側後緣，走手太陰經、手厥陰經後，然後下行到肘內，沿著前臂內側
後緣，一直到腕後豌豆骨部入手掌內，沿著小指橈側至末端，與手太陽
小腸經交會。

心經上的疾

《黃帝內經》說，心經異常人體就會出現心胸煩悶、疼痛、口渴、
眼睛發黃、咽乾、脇痛、手心熱、手臂掌面靠近小指側的經線疼痛或者
麻木。

一起來敲心經

經常敲小指尖端直到腋窩那一段，也就是手臂掌面靠近小指的經
線。在敲小臂時，常有痠痛感，敲大臂時常有電麻感，這些都是正常的
經絡感覺。感覺效果明顯就好。經常敲心經不僅有利於心臟健康，而
且心主神明，有安神的作用。心經旺在午時，也就是中午 11 ～ 13 點，
這時人體的陽氣最為旺盛，然後開始向陰轉化，陰氣逐漸上升。

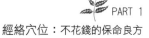

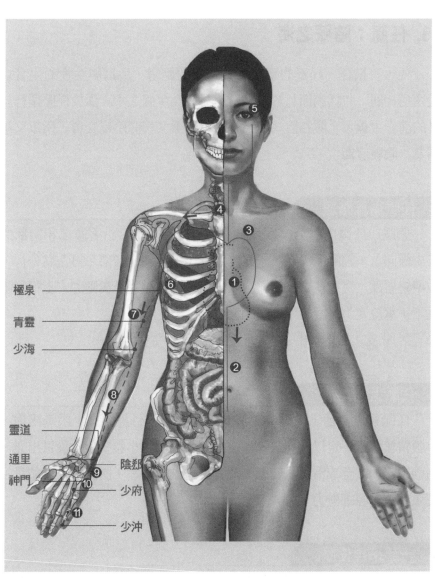

極泉

青靈

少海

靈道

通里

神門

陰郄

少府

少沖

手少陰心經

13. 任脈：陰脈之海

任，有擔任、妊養的意思，又是起於胞宮，所以與女性的生育功能密切相關，包括調節月經、孕育胎兒，為生養之本。由於任脈循行於人的前正中線，「腹為陰，背為陽」，任脈又與諸陰經交會，所以又被稱為「陰脈之海」。

任脈循行路線

任脈起於腹內胞宮，下行出會陰，經過陰阜，沿著腹部和胸部的正中線向上，經關元等穴，一直到咽喉，上行到下頜部，再左右分行，並環繞唇部，交會在督脈的齦交穴，然後分別透過鼻翼兩旁，上行到眼眶下（承泣穴），與足陽明經相交。

· 分支：從胞中出去，向後與沖脈偕行在脊柱前。

任脈上的疾病

任脈氣血不通，人體會表現為經閉不孕，月經不調，脹滿疼痛，小腹積塊游走不定以及疝氣。任脈虛衰還表現為小腹墜脹，陰道出血，胎動不安，甚至或滑胎，經閉，或者月經淋漓不盡，腰膝痠軟，頭暈目花，舌淡，脈細無力。

一起來捏任脈

捏任脈，從上而下為瀉法，一天一次，每次捏 5 ～ 10 遍，捏後要靜坐，然後用雙手數指同壓六穴 10 多分鐘。

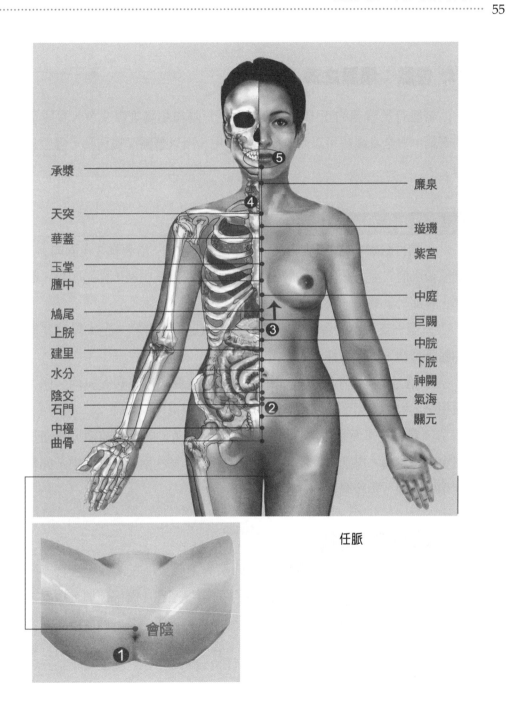

承漿　　　　　　　　　　　廉泉

天突

華蓋　　　　　　　　　　　璇璣

玉堂　　　　　　　　　　　紫宮
膻中

鳩尾　　　　　　　　　　　中庭
上脘　　　　　　　　　　　巨闕

建里　　　　　　　　　　　中脘

水分　　　　　　　　　　　下脘

陰交　　　　　　　　　　　神闕
石門　　　　　　　　　　　氣海
中極　　　　　　　　　　　關元
曲骨

任脈

會陰

14. 督脈：陽脈之海

督脈行於背部的正中，多次與手足三陽經和陽維脈交會，是陽脈的督綱，對全身陽經可以產生調節的作用，所以督脈又被稱為「陽脈之海」。

督脈循行路線

· **循行路線**：督脈起於胞中，下行從會陰出去，沿著脊柱後面向上，到項後風府穴處入顱內，絡腦，並從項沿著頭部正中線，經過頭頂、額部、鼻部、上唇，一直到上唇系帶（齦交）處。

· **第一支**：出於會陰部，在尾骨端和足少陰腎經、足太陽膀胱經的脈氣會合，貫穿脊柱，屬腎。

· **第二支**：從小腹直行向上貫臍，上行貫心，到咽喉與沖、任二脈相交，再到下頜部，環繞唇部，到兩目下中央。

· **第三支**：與足太陽膀胱經一同起眼內角，向上到前額，在巔頂交會，絡於腦，再別出下項，沿著肩胛骨內，脊柱兩旁，到腰中，如脊柱兩側肌肉，與腎聯絡。

督脈上的疾病

督脈氣血異常時，人體易發生的疾病主要表現在頭腦、五官、四肢和脊髓，如頭痛、頭重、頸部發硬、耳聾、眼花、腰部僵痛，癲癎，還包括抽搐、手足震顫、麻木中風。所以當神志不清時，刺激督脈的穴位能「回陽救逆」，能使人甦醒過來。督脈掌管著一身的陽氣，敲打督脈能溫腎助陽。

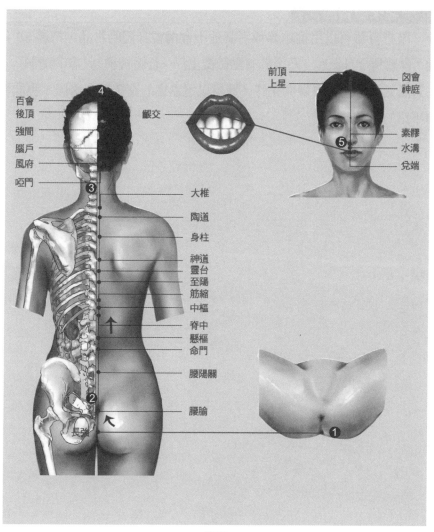

百會
後頂
強間
腦戶
風府
啞門

齦交

前頂
上星
囟會
神庭

素髎
水溝
兌端

大椎
陶道
身柱
神道
靈台
至陽
筋縮
中樞
脊中
懸樞
命門
腰陽關
腰腧
長強

督脈

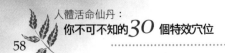

一起來敲督脈

　　敲打督脈可以用桃木棒或者其他不會傷害身體的物品，持續 30 分鐘，會感到全身溫暖，乃至於有點微微出汗。督脈被稱為「諸陽之匯」，主管陽氣散發。如果條件允許，還可以用點燃的艾灸懸灸督脈，也能發揮不錯的效果。

從零開始學取穴用穴

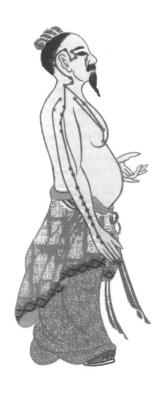

　　別讓經絡穴位療法的神奇功效嚇住你,其實它很「平易近人」。它來源於生活,經過我們祖先的巧妙發現為百姓大眾服務。現在,讓我們來巧妙學習這門古老、神奇的科學,其實,它真的不難。

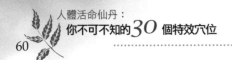

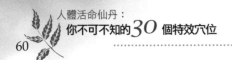

一

取穴關鍵：找反應、記分寸

從中醫學角度來講，使用經絡穴位，最為重要的就是找對穴位。無論你介紹的方法有多細緻入微，如果不能正確地找對位置，一切都是枉然，沒有任何意義。現在似乎沒什麼方法比經絡療法更適合在家庭進行。但是由於找穴困難，這使許多人空有一堆療法，卻不知道怎樣用在自己身上。下面就來介紹一些實用的、能很快找到穴位的訣竅。

【找反應】

當身體出現異常時，穴位上就會出現各種反應，主要包括以下這些反應。

壓痛：用手指一壓，就會有痛感。

硬結：用手指觸摸時，會感覺有硬結。

感覺敏感：稍微刺激一下，皮膚就會被刺癢。

色素沉澱：會出現黑痣、色斑。

溫度變化：與周圍皮膚有溫度差別，如發涼或發燙。

在找穴位前，先壓壓、捏捏皮膚，如果有上面的反應，那麼就說明找對地方了。

【記分寸】

中醫學裡有「同身寸」這一說，就是用自己的手指作為找穴位的尺度。大拇指的指間關節的寬度就是「一寸」；而食指和中指並列，兩

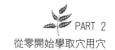
指中間第二關節的寬度是「兩寸」；把四指併攏，第二關節的寬度是「三寸」。

　　此外，如果知道身體中哪一部位有什麼骨骼，找穴位能更容易一些。如低頭時，脖後根正中間最突出的凸骨（即每個椎骨上的棘突），即第七頸椎緊接凸骨下面的就是第一胸椎；而兩邊肩胛骨最下端與第七胸椎的突起在一條線上；腰左右的兩側較為突出的骨頭，就是繫腰帶的位置，和第四腰椎的突起在一條線上。

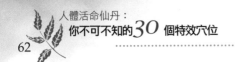
二

巧用身邊的東西刺激穴位

　　用什麼來刺激穴位呢？牙籤，既經濟又實惠。可以把五六支牙籤用橡皮筋綁好，用尖端部分連續紮刺等方式來刺激穴位。如果感到刺激過強時，那麼可以用圓頭部分，這種方法能獲得與針療法相同的效果。

　　一些不喜歡灸術的朋友，還可以用吹風機的暖風對準穴位吹，來刺激經絡穴位。這也算是溫灸的一種。

　　對於體質比較弱的孩子，肌膚容易過敏，再小的刺激往往也承受不了，這時就可以用舊牙刷以按摩的方式來刺激穴位。

　　用手指做指壓時，無法控制好力道的人，也可以用原子筆或者鉛筆等刺激穴位。操作方法是用圓珠筆尾端壓住穴位。一般來講，這種方法壓住穴位部的面積比較廣，刺激比較緩和。

　　在割成 1 平方公分的膠布中央，放上一粒生米或綠豆，然後把它貼在穴位上。這種方法能給穴位長時間的微量刺激。在按摩或者指壓後用這種方式刺激穴位，具有保持其效果的功能。

　　在脊椎骨兩側有很多重要的穴位，但是單獨自己卻很難好好刺激它。如果用軟式的棒球或者網球，就能輕鬆地達到目的。仰臥，把球放在背部穴位位置，並借助於身體重量和軟式棒球適度的彈性，穴位便能得到充分的刺激。

　　用鵝卵石，適合刺激腳內側的穴位。可以坐在椅子上，把鵝卵石放在腳底讓它滾動，對刺激湧泉等穴位效果很好。

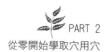
三

經絡穴位按摩前的注意事項

在按摩經絡穴位前，還有很多講究：

【按摩的力道】

對於大多數穴位和反射區來說，不痛效果不會很好，所以在需要刺激穴位按摩時力道要稍強一點，要有疼痛感。但是用力也不能過重，只要有明顯的痛感就可以了。在按摩時，用力要先輕後重，然後逐漸增加力量，直到能接受的最大限度為止。

【按摩的順序】

在按摩時，男性先左手，後右手；女性恰恰相反，先右手，後左手。如果沒有充足的時間，只要按摩一隻手上的穴位就行了。

【小心穴位疲勞】

按摩多日多次後，病情出現好轉，穴位的壓痛感也會隨之減輕，這是疾病好轉的跡象。一旦病情沒有好轉，而壓痛感明顯遲鈍，這就屬於穴位疲勞。因為左右手的穴位相同，所以可輪流按摩左右手的穴位。

【注意事項】

在按摩前要休息片刻；不可暴飲、飽餐，洗澡後 1 小時內或者過

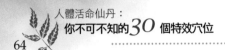

度疲勞時都不宜做按摩；初次按揉後局部如果出現微痛、痠、脹等感覺，這是指力過大的原因，所以要減輕力度；由於手穴部位比較小，按摩時，有的穴位可以借助於器物操作，如原子筆、鋼筆等尾部按壓穴位；此外，切記要自然呼吸，不要屏氣。

四

最簡單有效的點揉、敲揉、推捋經絡法

現在人們無論是工作還是生活都異常繁忙，所以根本沒有充足的時間保養身體，那麼平時我們應怎樣做些既簡單又有效的事情來保健和預防疾病呢？

【點揉穴位】

點揉穴位，是一種既簡單又有效的方法。無論何時何地，只要有一隻手空著，就可以用點揉法。這種方法可以用來做日常保健，同時還能救急，如水溝穴（俗稱人中）、內關穴、梁丘穴等都是身體突發不適時的救命穴。

【推捋經絡】

平時，走路時間長或者感到雙腿發脹時，最常用的動作就是捶腿。這種情景無論是在生活中，還是在電視劇裡，常能看到。也許大家覺得捶腿是對兩腿最好的獎勵和最舒服的享受了，其實是因為人們還沒發現推捋經絡的好處。

當雙腿感到發脹時，你可以試著使身體取坐位，手自然分開，放在腿上，自上而下推，拇指和中指的位置相當於足太陰脾經和足陽明胃經的循行路線。中醫理論講，脾主四肢肌肉，推捋脾經胃經能疏通這兩條經絡的經氣，從而達到驅除脾胃上疾病和放鬆肌肉的功效。

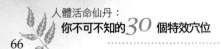
【敲揉經絡】

敲揉經絡相對推捋經絡來說，刺激量要大一些。陽明經的重要性是最大的——不論看它的循行路線，還是它與臟腑器官的聯繫，陽明經都非常重要，它與人體健康關係最為密切。

PART3

從頭到腳，
勝過補藥的 30 個特效穴位

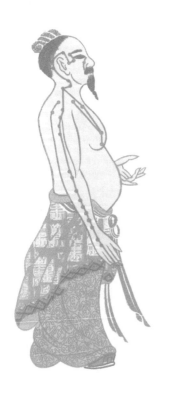

也許你不知道，你的全身都有「特效仙丹」；也許你未察覺，人體從上到下處處藏有「玄機」，現在，讓我們一起來找尋全身 30 顆最重要的「特效仙丹」，以防不時之需；讓我們一起開啟這 30 處「玄關」，讓它們盡心守護健康。

百會穴：健腦降壓很輕鬆

　　百會穴，位居頭頂部，其身處即為大腦所在之處。百會穴為督脈經穴，而督脈又歸屬於腦。可見，百會穴與大腦關係密切，是調節大腦功能的重要穴位，百脈之會，貫穿全身。頭為諸陽之會，百脈之宗，而百會穴是各經脈氣會聚的地方。穴性屬陽，又於陽中寓陰，所以能通達陰陽脈絡，連貫周身的經穴，對於調節身體的陰陽平衡有著非常重要的作用。

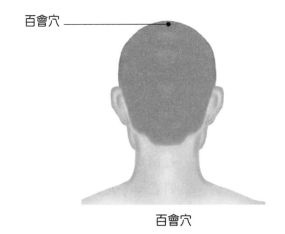

百會穴

【取穴方法】

　　該穴位於頭部，前髮際正中直上 5 寸處，或者可以透過兩耳尖連

線中點，來簡易取穴。

【穴位主治】

此穴主治疾病為：頭重腳輕、目眩、失眠、頭痛、痔瘡、高血壓、低血壓、宿醉、焦躁等。百會穴是人體督脈經絡上的重要穴位之一，是治療許多疾病的首選穴位，醫學研究價值很高。

【按摩方法】

用手掌按摩頭頂中央的百會穴，每次按摩時要按順時針方向和逆時針方向各按 50 圈，每天 2 ～ 3 次。

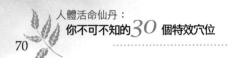
二

四白穴：美容養顏大穴

　　現在隨著電腦、網路等辦公自動化系統的普及，工作緊張、睡眠不足很容易導致眼部疲勞，視力減退。當感覺眼部疲勞時，除了適當休息外，按摩四白穴進行刺激，也是一種舒緩疲勞的好方法。四白穴，就是「四方明亮」的意思，按摩四白穴，對緩解眼部肌肉疲勞有一定功效，而且能對眼部發揮很好的保健作用，此外，還可以緩解痙攣等症。

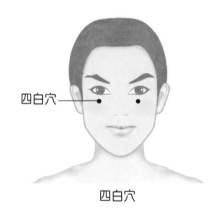

四白穴

【取穴方法】

　　在取穴時常採用正坐或者仰靠、仰臥的姿勢。四白穴位於人體面部，眼睛平視前方，瞳孔正中央下大約 2 公分處（或者目正視，瞳孔直下方，當眶下孔凹陷處）。

【穴位主治】

此穴主治疾病：目赤痛癢，目翳，口眼歪斜，眼瞼（目閏）動，頭痛眩暈。指壓該穴道，可以提高眼睛功能，對於近視、眼疲勞等眼部疾病很有療效。

【按摩方法】

首先把雙手搓熱，然後一邊吐氣一邊用搓熱的手掌根置於四白穴處，一邊吐氣，一邊揉按，上下左右各做 6 次。然後把眼球向左右各轉動 6 次，這樣重複 6 次。另外，透過全臉按摩還能去除眼角的皺紋。

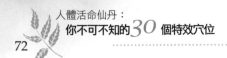
三
翳風穴：提高風寒抵抗力

　　翳風這個穴位，透過名字就知道與中醫的「風」有關聯。中醫上講的「風」分為「內風」和「外風」。「內風」大多是因為人體陰陽不協調、陽氣不能內斂而生，而大多為「肝陽上亢」，動則生風，就導致「肝風內動」而會突發昏倒。「外風」是由於外界也就是自然界的不合乎正常時節的風，或是正常的風，可是由於人體質虛弱、免疫力低而引發疾病。「內風」經常會引發中風、偏癱等疾病，而「外風」容易傷風感冒。翳有「掩蓋、遮蓋」的意思，顧名思義，翳風對一切「邪風」所致的疾病都有療效。即「善治一切風疾」。它不僅能用來治療疾病，還能用來預防和診斷疾病及判斷病情是否加重。

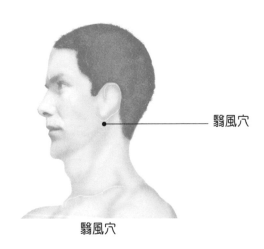

翳風穴

翳風穴

【取穴方法】

該穴位於耳垂後方，乳突與下頜角間的凹陷處。

【穴位主治】

翳風穴治療：耳聾、耳鳴、口噤、口眼歪斜、牙痛、頰腫、暴喑、瘈瘲、耳紅腫痛、耳中濕癢、視物不清。同時，還能對治療腮腺炎、聾啞、面癱、顳頜關節痛有一定作用。

【按摩方法】

用兩手拇指或者食指緩緩用力按壓翳風穴，並緩緩吐氣；持續數秒，然後再緩慢放手，這樣反覆操作，或手指著力在穴位上，做輕柔緩和的旋轉運動。在自我按摩時，可以根據自身情況把兩種技法組合起來，每次按摩 10 ～ 15 分鐘為宜。這種方法適合各種人群，並且操作不受時間限制，每天可做 1 ～ 2 次即可。

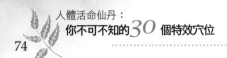
《四》

風府穴：輕鬆除頭痛

中醫學裡有「六淫」之說，即六邪。其中，以風為首，說「風為百病之長」。

所以，中醫對風是非常重視的。在經過長期的摸索後，人們發現，在人體當中有許多地方易遭受風的襲擊，所以其命名中都帶有「風」字，如風府、風池等，這些地方幾乎都是風邪的藏身之地。

而在這些風穴當中，尤以風府為最。風即風邪。而府，在古代是指衙門的意思，風府穴就是統領風穴的衙門。一旦風邪侵襲人體，首先要找的就是風穴的衙門，所以，古有「風府，受風要處也」之說。風府穴是督脈上的穴位，與腦相通。所以，如果有頸椎病或高血壓、低頭工作過久導致的頸部痠痛、外感風寒引起的頭痛等症狀，按摩風府穴有一定的緩解作用。

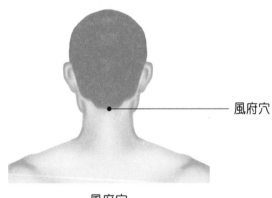

風府穴

風府穴

【取穴方法】

風府穴位於人體後頸部，後髮際正中直上1寸，兩個風池穴連線中間處。

【穴位主治】

該穴主治疾病為：偏頭痛、失眠、頸部痠痛、三叉神經痛、中風等。按摩此穴對於治療許多頸部、頭部疾病很有療效。

【按摩方法】

按摩風府穴時，可以把頭低下。女性用左手把頭髮向前向上捋起，然後用右手拇指按摩，其餘四指在頭上部固定住，這樣大拇指就能得力，稍微用點力，每次按摩30～50次，對緩解頭痛很有幫助。

需注意，這個穴位是禁灸的，意思是不能用艾灸。因為火借助風勢，會更加猖狂，在人體內亂竄，就如同森林著火時，如果再起風的話，那後果不堪設想。

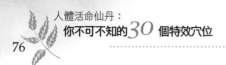

⟨五⟩

肩井穴：讓肩頸舒服起來

肩井穴是足少陽膽經上的穴位，如果把身體視為一口井，那麼肩井穴相當於這口井的井口，只有保持井口通暢不受堵，才能使經脈通暢，因此平時要多按摩此穴，保持井口乾淨，身體裡很多經脈是否通暢與肩頸所在的經脈也有關係。

平時精神太過集中或者壓力過大時，頸部會不自主地往前探，這時整個肩部會拘束、收緊，從而會導致肩部肌肉過度緊張，或痙攣，肩頸位置就會出現痠痛感，按揉肩井穴就會感到放鬆，頭痛、頭暈都能得到緩解。

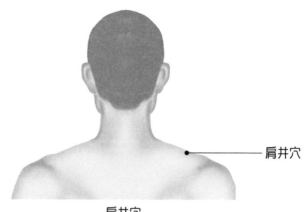

肩井穴

肩井穴

【取穴方法】

該穴位於人體肩的中部，即大椎穴和肩峰端連線的肩線中點處，也就是乳頭正上方和肩線交接處。

【穴位主治】

該穴主治疾病為：頸項痠痛、肩痠痛、眼睛疲勞、頭重腳輕、耳鳴、落枕等。

【按摩方法】

在按揉肩井穴時先用左手食指壓在中指上，按揉右側的肩井穴 5 分鐘，力道要均勻，以穴位局部出現痠脹感覺為佳。再用右手按相同的方法按揉左側的肩井穴 5 分鐘。每天早晚各按 1 次。

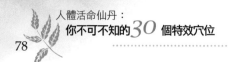
《六》

中府穴：肺臟健康晴雨表

中府穴是肺經的一個募穴，也就是肺臟氣血直接輸注的地方，它最能反映肺的情況，是診斷和治療肺病的重要穴位之一。「中」指中氣，是脾肺之氣，脾和肺合起來的氣就叫中氣。如果總感覺氣不足，喘不上氣來，或大便時無力，吃一點東西肚子就會脹，這說明中氣不足了。而中府穴就是專門調治中氣不足的。

【取穴方法】

該穴位於人體的胸外側部，鎖骨下窩下 1 寸，距正中線 6 寸（夾緊上肘時，約與腋下對齊）的地方就是。

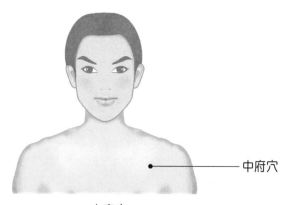

中府穴

中府穴

【穴位主治】

　　該穴主治氣喘、咳嗽、胸痛、肺脹滿、肩背痛。此外，還治療呼吸系統疾病。如患肺炎、哮喘、支氣管炎、支氣管擴張、肺結核、肺與支氣管疾患，這個穴位常會出現壓痛，具有一定的診斷價值。

【按摩方法】

　　中府穴下方的肌肉偏薄，平時按摩時不要太用力，稍稍施力按揉 1 ～ 2 分鐘就可以。

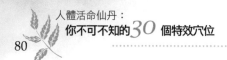

《七》

膻中穴：寬胸理氣

膻中穴是心包經經氣集聚的地方，是宗氣聚會之處。同時又是任脈、足太陰、足少陰、手太陽、手少陽經的交會穴，它能寬胸理氣，活血通絡，止咳平喘。現代醫學研究還證實，刺激膻中穴能透過調節神經功能，鬆弛平滑肌，對擴張冠狀動脈血管和緩解消化道痙攣有一定作用。

【取穴方法】

該穴位於人體胸部正中線上，兩個乳頭之間連線的中點處。

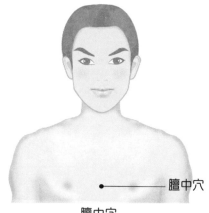

膻中穴

膻中穴

【穴位主治】

膻中穴主治疾病為：腹部疼痛、胸部疼痛、呼吸困難、咳嗽、呃逆、心悸、過胖、過瘦、缺乳症、乳腺炎、喘咳病等。這個穴位為人體任脈上的主要穴位之一。

【按摩方法】

點揉膻中穴時，用右手拇指螺紋放在胸前正中兩個乳頭連線中點的膻中穴處，按順時針和逆時針點揉 1 分鐘，具有清熱除煩、寬胸理氣的功效。

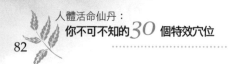

❖ 八 ❖
中脘穴：脾胃之疾治療專家

中脘穴位於胃的中部，它佔據了胃的主體部分，因此對於脾胃疾病的治療有一定效用，理所當然地成為治療脾胃病的常用穴位。現代醫學研究發現，刺激中脘穴後，胃的蠕動會逐漸增強，表現為幽門開放，而胃下緣輕度升高。同時，還能提高機體免疫能力，使巨噬細胞的吞噬能力增強。

【取穴方法】

中脘穴位於人體上腹部，前正中線上，臍上 4 寸，就是上身前面正中骨頭（胸骨）最下緣與肚臍連線的中點處。

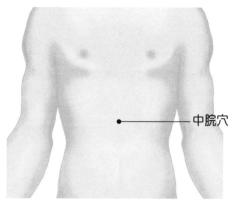

中脘穴

中脘穴

【穴位主治】

　　該穴位主治胃脘痛、嘔吐、腹脹、反胃、呃逆、吞酸、食不化、納呆、痞積、黃疸、泄瀉、腸鳴、便祕、便血、虛勞吐血、脅下堅痛，頭痛、失眠、怔忡、驚悸、癲狂、驚風、產後血暈等。

【按摩方法】

　　揉中脘穴法：用指端或者掌根在穴位上揉，揉2～5分鐘即可。

　　摩中脘穴法：用掌心或者四指摩中脘穴，5～10分鐘。

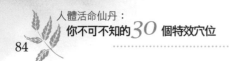

❀九❀
曲池穴：幫你控制血壓

曲池穴是大腸經的合穴，通常經氣從商陽到這裡，才會進入一個頂峰狀態，氣之充足，就好像水流進入大海，因為是陽經，所以這個穴位又叫陽澤。曲池的功能很多，如對治療禿頂、腕肘肩綜合症等都有很好的療效。

【取穴方法】

位於人體肘部，屈肘 90 度時，在肘彎部能看到肘橫紋的盡頭，再用手摸摸肘部骨頭的最高點（此處稱為肱骨外上髁）。取兩者連線的中點處，即曲池穴。

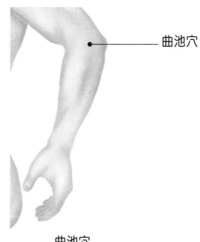

曲池穴

曲池穴

【穴位主治】

　　該穴位主治疾病為：高血壓、咽喉腫痛、牙齒痛、發熱、眩暈、眼睛紅腫、頭痛、手臂不能抬舉、手臂腫痛，或抬舉時會疼痛；頸部長出一片一片有痛感的小腫塊；皮膚瘙癢，且長出成片發紅的疹子；嘔吐、腹痛、拉肚子、月經不調。

【按摩方法】

　　用右手食指按壓在左手的曲池穴上，然後用拇指托住少海穴（位於肘窩底部，與曲池穴相對）。拇指和食指要同時用力，捏撚50次，然後再換左手捏拿右肘曲池50次；或用右手拇指去按壓撚揉左肘的曲池穴50次，再換左手拇指按壓揉撚右肘的曲池穴50次。

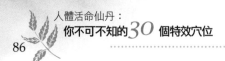
✚

命門穴：強腰補腎

　　命門穴在腰部，對養腎陰和腎陽有一定功效。現代醫學研究證實，命門之火就是人體陽氣，命門火衰的病和腎陽不足症大部分相同。經常按摩命門穴可以強腎固本，溫腎壯陽，強腰膝固腎氣，而且能延緩人體衰老，疏通督脈上的氣滯點，加強與任脈的聯繫，從而促進真氣在任督二脈上的運行。

【取穴方法】

　　命門穴在腰部後面的正中線上，第二腰椎棘突下的凹陷處，與肚臍在同一水平高度，可沿著肚臍往後找，到背後正中的棘突下的凹陷處。指壓時，有較強的壓痛感即是。

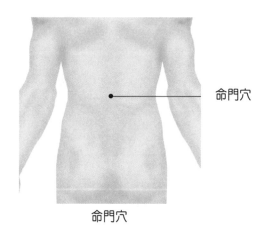

命門穴

命門穴

【穴位主治】

該穴主治：腰痛、精力減退、青春痘、老人斑、虛損腰痛、腎臟疾病。脊強反折、遺尿、尿頻、早洩、白濁、陽痿、習慣性流產、頭暈耳鳴、驚恐、手足逆冷、五勞七傷、泄瀉等。

【按摩方法】

其一：用手掌摩擦命門穴和兩腎，感到發熱、發燙為佳，然後把兩手掌搓熱捂住兩腎，意念守住命門穴大約 10 分鐘。

其二：用左手的食指、中指、無名指指腹搓命門，會有灼熱感。最好先搓尾骶骨，等把尾骶骨部位搓熱後，再沿著尾骶骨搓到命門，大約 5 分鐘。

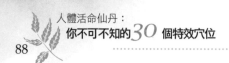
《十一》
神闕穴：人體命根子

　　神闕穴就是肚臍，是連接臍帶的地方。它是人體 361 個穴位中唯一能看得見、摸得著的穴位，它處於人身陰陽相交的地方，諸氣會聚之處，為生命之根本。人體先天性體質的強弱和這個穴位密切相關。神闕穴還是平衡陰陽、調整臟腑的樞紐。經常按摩此穴能益氣養血、調和脾胃、復甦固脫，具有很好的養生保健作用。

　　神闕穴和人體生命活動密切相關。大家都知道，母體中的胎兒是靠胎盤來呼吸的，屬於先天真息狀態。等嬰兒脫離母體後，臍帶就會被切斷，先天呼吸中止，後天肺呼吸開始。而臍帶、胎盤都緊連在臍中，所以，如果沒有神闕，生命也不會存在。人體一旦啟動胎息功能，就像給人體建立了一座能源供應站和保健站，人體百脈氣血就能夠隨時自動調節，身體就會健康無病，青春不老。

【取穴方法】
　　該穴位於人體腹中部，臍中央。

【穴位主治】
　　該穴主治疾病為：四肢厥冷、中風虛脫、繞臍腹痛、風癇、形憊體乏、水腫鼓脹、小便失禁、便祕、脫肛、泄瀉、五淋、女性不孕。

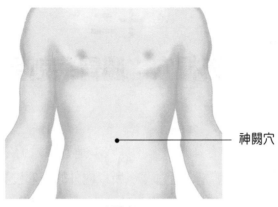

神闕穴

神闕穴

【按摩方法】

　　揉中法：晚睡前空腹，把兩手搓熱，雙手左下右上疊放在肚臍上，順時針揉轉（女子相反），每次揉 360 下。

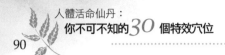

十二
天樞穴：腸胃病剋星

天樞是大腸的「募穴」。「募穴」是五臟六腑之氣集中在胸腹部的穴位。由於與臟腑是「近鄰」，所以內外的病邪侵犯，天樞穴都會出現異常反應，發揮臟腑疾病「信號燈」作用。從位置上看，天樞正好對應著腸道，因此按揉此穴，能夠促進腸道的良性蠕動，從而增強胃動力。

【取穴方法】

天樞穴在肚臍旁邊 2 寸處，也就是前正中線和乳頭連線的中點向下與肚臍幾乎平行的地方，在肚臍兩邊各有一個穴。

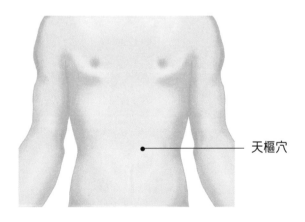

天樞穴

【穴位主治】

消化系統疾病：腹脹、繞臍痛、腸鳴、急性胃腸炎、泄瀉、小兒腹瀉、便祕、痢疾、肝炎、膽囊炎。

婦產科疾病：痛經、月經不調、子宮內膜炎及功能性子宮出血。

其他：腎炎。

【按摩方法】

在用大拇指按揉天樞穴時，力量要稍微大一些，按在穴位上並輕輕地旋轉，以產生痠脹感為佳。

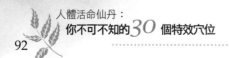
❧ 十三 ❧

氣海穴：生氣之源，性命之祖

　　氣海穴是人體補氣的要穴。氣海，任脈水氣在此處吸熱後，氣化脹散從而化成充盛之氣，因此，本穴就像氣之海洋，所以得名為氣海。可能說「氣海」有些人還感覺有點陌生，但是一說「丹田」，大家就知道它在小腹上。其實，氣海穴就是下丹田的別稱。而丹田是道家修煉精氣神的一種術語，道家非常推崇這個部位，尤其是下丹田。的確，氣海穴為真氣升降開合的樞紐，同時也是儲存真氣的重要部位。

　　中醫認為此穴是人體的中央，是生氣之源，人體的真氣在這個地方產生，所以對於生氣乏源、陽氣不足所導致的虛寒性疾病，按摩氣海穴往往有扶正固本、溫陽益氣、培元補虛的功效。

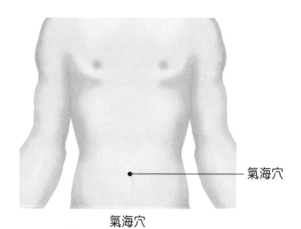

氣海穴

氣海穴

【取穴方法】

取穴時，可以採用仰臥的姿勢，氣海穴位於人體的下腹部，直線連結肚臍和恥骨的上方，把這條直線分為十等分，肚臍下 3/10 的位置，即臍下 1.5 寸，就是此穴。

【穴位主治】

該穴主治疾病為：水腫鼓脹，繞臍腹痛，大便不通，泄痢不禁，遺尿，遺精，陽痿，疝氣，月經不調，經閉，痛經，胞衣不下，產後惡露不止，形體羸瘦，臟氣虛憊，四肢乏力，食欲不振，腰痛，夜尿症，兒童發育不良等。

【按摩方法】

用右手來帶動左手，順時針方向按摩小腹的氣海穴，動作要輕柔緩慢，一直按摩到有熱感，能感到體內氣血順暢，身體很輕鬆為佳。

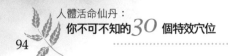
❧ 十四 ❧
關元穴：人體活力之源

　　關元穴具有補益下焦、固本培元之功，凡元氣虧損都能利用此穴治療。現代醫學研究證實，按揉和震顫關元穴，能透過調節內分泌，達到治療生殖系統疾病的目的。關元穴就像人體的一個閥門，把人體元氣都關在體內不洩漏，是男子藏精、女子蓄血的地方，是人身上元陰、元陽的交關之處，同時也是元氣的關隘，所以叫「關元」，是人體固氣保健的重要穴位。對這個穴位進行艾灸，可以使人的元氣源源不絕，所以，關元既是長壽穴，而且又是「性福」穴。

【取穴方法】

　　該穴位於人體下腹部，前正中線上，臍中下 3 寸處。

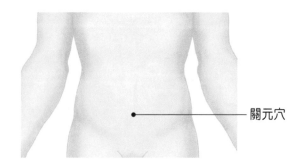

關元穴

【穴位主治】

此穴主治疾病為：泌尿、生殖器疾病，如尿道痛、尿瀦留、尿頻、尿血、痛經、閉經、陽痿、遺精。此外，對手腳冰冷、神經衰弱、失眠症、蕁麻疹、精力減退、太胖（減肥）、太瘦（增肥）等也有療效。此穴是任脈上的重要穴位之一。

【按摩方法】

按揉法或者震顫法。震顫法是把兩手交叉重疊放在關元穴上，稍加壓力，然後交叉的手要迅速地、小幅度地做上下推動。操作時不受時間、地點限制，隨時都可以做。但注意不要過度用力，按揉時只要局部有痠脹感就可以了。

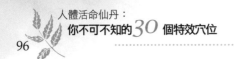

❧ 十五 ❧
「八髎穴」：痛經腰痛的剋星

　　八髎穴，就是上髎、次髎、中髎、下髎幾個穴位的統稱。其中，次髎對治療腰痛和痛經有一定功效。尤其是痛經，效果很好。

【取穴方法】

　　又稱上髎、次髎、中髎、下髎，左右共 8 個穴位，分別位於骶骨的第一、第二、第三、第四骶後孔中，合稱「八穴」。

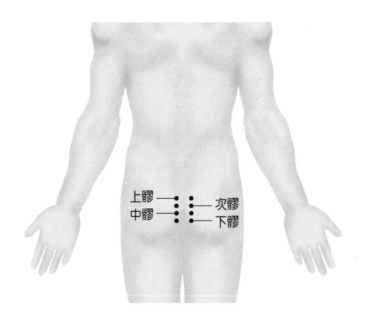

【穴位主治】

下腰痛，腰　部疾病，下肢痿痺，坐骨神經痛，小腹脹痛，小便不利，月經不調，盆腔炎等病症。

【按摩方法】

用手掌隔著衣服橫向來回摩擦，一直到熱感能透過皮膚。

十六
小海穴：肢體麻木找小海

　　小海穴除了可以治療肘關節及其周圍軟組織疾病外，還可以治療上肢麻木，尤其是小指麻木。因為該穴位的深層解剖為尺神經溝，有尺神經經過，而尺神經支配小指的感覺。刺激小海穴可使腸道的迷走神經過敏現象減輕，所以可用來輔助治療過敏性結腸炎。在保健運用時以按揉為主，但是在治療頸椎病壓迫神經所致的小指麻木時，應該加上撥動，使麻感傳到小指。

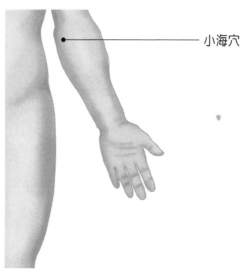

小海穴

小海穴

【取穴方法】

該穴位於人體肘內側，當尺骨鷹嘴和肱骨內上髁之間凹陷的地方，就是小海穴。

【穴位主治】

該穴主治疾病為：精神神經系統疾病，如頭痛、精神分裂症、舞蹈症、癲癇。此外，對牙齦炎、網球肘、頸淋巴結核等症也有一定療效。

【按摩方法】

常按摩小海穴能增強心臟力量及消化功能。如果平時無緣無故覺得手臂內側到小手指的這條線麻木，有可能是尺神經受損，如在肘外側是橈神經受損，這時可以從肘部沿手臂向下推揉，一內一外配合，經過一段時間的按摩，肘部就會恢復靈活。

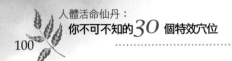
《十七》
手三里：助消化，健腸胃

　　手三里穴是大腸經上的穴位。由於大腸經從食指上行，沿手臂外線一直到肩，過大椎穴，再入缺盆穴。根據「經脈所過，主治所疾」的原則，如果肩膀出現痠疼也是它治療的範圍。因陽明經是多氣多血經脈，肩膀、前臂都是此經所循行的部位，一旦人的腸胃出現問題，陽明經的氣血就不那麼充沛了，相應的它所循行的部位就會呈虛弱狀態。臨床驗證，刺激陽明經上的手三里穴，能產生調節大腸功能和改善它周圍氣血供應的雙重作用。

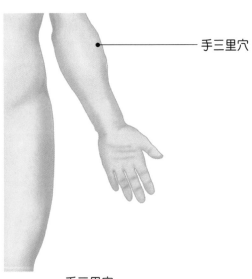

───── 手三里穴

手三里穴

【取穴方法】

該穴位於前臂，翹起大拇指，指根兩肌腱間為陽溪穴。手三里在陽溪穴和曲池穴連線上，在曲池穴下大約三橫指處。

【穴位主治】

消化系統疾病：腸炎、潰瘍病、消化不良。

運動系統疾病：肩臂痛、腰痛、上肢麻痺、半身不遂。

五官科系統疾病：口腔炎、牙痛。

其他：顏面神經麻痺、感冒、乳腺炎。

【按摩方法】

將左手握空心拳去敲擊右手臂手三里穴，用力不要過大。共敲擊108下，每6下，呼吸一次。一到三下為吸氣，四到六下為呼氣，以此類推。然後再換右手敲左臂手三里。

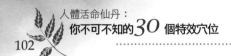

十八
內關穴：心臟保護傘

內關穴是心包經上的「絡」穴，它具有「寧心安神、理氣止痛、和胃降逆」的作用。此外，對心律失常還有調節作用。而且它是冠心病的日常保健穴位之一，經常揉內關穴，還能增加心臟的無氧代謝，增強其功能。

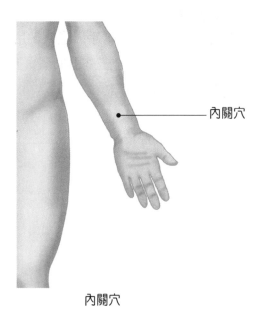

內關穴

內關穴

【取穴方法】

把右手三個手指併攏，然後把三個手指中的無名指尺側緣放在左手腕的橫紋上，這時右手食指橈側緣與左手手腕兩根肌腱之間的中點處，就是內關穴。

【穴位主治】

內關穴可以治療很多病症，如暈車、孕吐、手臂疼痛、眼睛充血、頭痛、噁心想吐、上腹痛、胸肋痛、心絞痛、心悸、胃痛、失眠、哮喘、產後血暈、鬱症、痛經、腹瀉、精神異常、癲狂、腹瀉等。

【按摩方法】

把一隻手的四根手指按住被按摩的前臂伸側（手背側），使大拇指垂直按在內關穴上，手指和兩筋平行，指甲要短，用指尖有節奏地按壓並配合一些揉按的動作，拇指要用力壓1～2分鐘，然後再揉按1～2分鐘，交替進行，直到胃痛、胸悶、呃逆、心慌等症狀緩解。

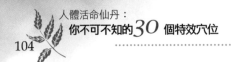
❀十九❀

列缺穴：通補肺腎之虛

　　列缺為四總穴之一，作用很大。它的主要作用是治療頭頸部的疾病。列缺在古代是指閃電，列是分開，缺指破裂的意思，閃電的形狀就是一分為二的，而中間有一條裂縫，所以稱之為列缺。恰好這個穴位位於兩條肌腱之間（肱橈肌和拇長展肌腱之間）。而列缺是肺的絡穴，在此處開始入大腸經，並一分為二，貫穿在兩條經絡之間。因而，它能同時調節肺經、大腸經以及任脈的經氣。

【取穴方法】

　　雙手虎口相對而握，上面一手的食指在另一手的腕部橈側伸直，食指尖下面即是列缺穴。

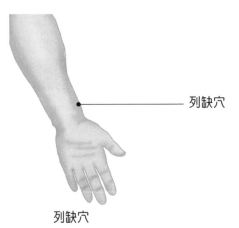

列缺穴

列缺穴

【穴位主治】

該穴位主治疾病為：頭痛，項強，傷風，氣喘，咳嗽，口眼歪斜，咽喉腫痛，牙痛。

【按摩方法】

按法：拇指指端按在列缺穴上，漸漸用力，做深壓按動。

掐法：拇指指端指甲緣按掐在列缺穴上，做下掐上提的不斷刺激。

揉法：拇指指端揉列缺穴。

推法：拇指指端按在列缺穴上，並有節奏地緩慢均勻地推動。

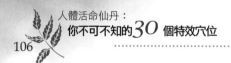

《二十》

神門穴：心慌失眠找神門

　　神門穴是手少陰心經的腧穴，具有安心寧神的功能，它是向人體各個部位運輸氣血的重要穴位。心經把體內的經脈氣血在這裡交於心經體表經脈，是心氣轉輸出入的門戶。神門穴在身體較深的地方，要用力往下按才會找到它。按揉神門穴，對失眠、多夢、心慌心跳等病症有一定緩解作用。

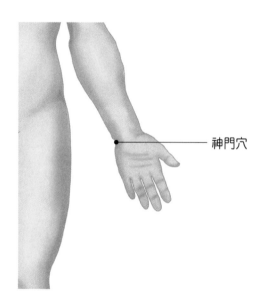

神門穴

【取穴方法】

該穴位於手腕部位，手腕關節手掌側面，尺側腕屈肌腱橈側凹陷處即是神門穴。

【穴位主治】

該穴主治疾病為：便祕，胸痛，失眠，心悸，心煩，驚悸，健忘，焦躁，食欲不振等。

【按摩方法】

每天用手指對此穴進行緩慢按揉，力道不要太大，也不要追求痠脹感，力量大了反而不太好。平時除了點、按、揉穴位外，還可以用艾灸。

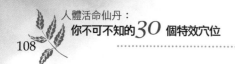

❀二十一❀
合谷穴：對抗疼痛的祕穴

　　合谷穴是手陽明大腸經「原」穴。具有疏風止痛，通絡開竅之功。中醫認為，合谷穴能夠調節人體生命活動的原動力。根據經絡理論以及臨床驗證，只要按摩合谷穴，就可以使合谷穴所屬的大腸經脈循行之處的組織和器官的疾病減輕或消除，保持相應組織和器官的健康。

【取穴方法】

　　一手的拇指伸直，以第一個關節橫紋正對另一手的虎口邊，拇指屈曲按下，指尖所指處就是合谷穴。

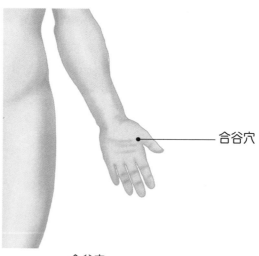

合谷穴

合谷穴

【穴位主治】

頭痛，目赤腫痛，鼻出血，牙痛，牙關緊閉，口眼歪斜，耳聾，疹腮，咽喉腫痛，熱病無汗，多汗，腹痛，便祕，經閉，滯產等，無論外傷還是內科疾病引起的疼痛，此穴具有良好的鎮痛作用，尤善緩解晚期癌症患者的惡性痛。此外，還可以治療頭暈、噁心等各種異常症狀。

【按摩方法】

兩手交替按摩，用拇指彎曲垂直按在合谷穴上，做一緊一鬆的按壓，頻率為每 2 秒鐘一次，即每分鐘 30 次左右。也可用三指拿捏合谷穴處皮膚，這種按摩方式隨時隨地都可以操作。

需要注意的是，按壓的力量需要有一定的強度，穴位下面要出現痠、麻、脹，但能夠忍受的感覺，這樣才能產生防病治病的作用。按摩合谷穴並沒有副作用，讀者朋友盡可以放心按，不用擔心。

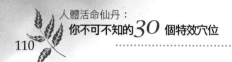
❦二十二❧
後溪穴：急性腰痛一「點」通

後溪穴是手太陽小腸經上的穴位，又是八脈交會之一，能直接通到督脈上，屬於八脈交穴裡比較重要的一個穴位，常按此穴有寧神、舒經利竅的功效。適合常坐在電腦前工作的上班族，可預防頸椎、腰部疼痛，也具有緩解疲勞、保護視力、補精益氣的功效。

【取穴方法】

該穴在人體手掌尺側，微微握拳，當小指關節（第五指掌關節）後，掌橫紋頭赤白肉際處。

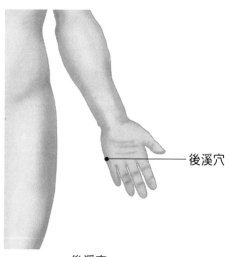

—— 後溪穴

後溪穴

【穴位主治】

頭痛，精神分裂，癔病，癲癇，面肌痙攣，頭項強痛，耳鳴，目赤，角膜炎，扁桃腺炎，腰痛，落枕，肩臂痛，咽喉腫痛，手指及肘臂痙攣痛。

【按摩方法】

1.右手的拇指、食指相對，拇指在左手掌面，食指在掌背，兩手指同時掐捏揉左手後溪穴50次；然後再用左手掐捏揉右手後溪穴50次。

2.雙手握拳，拳心向上，兩個後溪穴相對敲50下。需要注意的是，按摩後溪穴時，最好用拇指和食指同時對後溪穴發力，因為手上的穴位較敏感，按摩時力道要合適，不要過重而傷到手上皮膚。

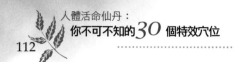
❀二十三❀
血海穴：治血要穴

　　古代，人們曾不經意間發現刺破血海穴能袪除人體內的瘀血。因此，用它來治療體內瘀血的病症。它不僅能袪瘀血，而且還能促生新血，因此才給它起名叫「血海」。每天上午的 9 ～ 11 點，如果你能抽出點時間來，那麼做一次舒舒服服的按摩吧！這時是脾經經氣運行最為旺盛的時候，人體的陽氣正處在上升趨勢，所以直接進行按揉就可以了。

【取穴方法】

　　該穴位於人體大腿內側，用左手掌心按在右膝髕骨上緣，二到五指向上伸直，拇指大約呈 45 度斜置，拇指尖下面即是血海穴。簡單方法，用掌心蓋住膝蓋骨（右手掌按左膝，左掌按在右膝上），五指朝上，手掌自然張開，拇指端下即是。

【穴位主治】

　　股內側痛，風疹，腹脹，氣逆，經閉，皮膚瘙癢，神經性皮炎，月經不調，產後惡露不盡，貧血，崩漏，痛經，膝關節疼痛，帶下，功能性子宮出血，小便淋瀝，蕁麻疹，濕疹，丹毒。

血海穴 ——————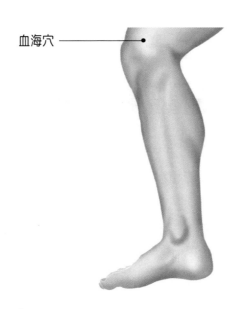

【按摩方法】

　　取坐位，用左右兩手拇指分別按揉左右腿上血海穴，每次按摩 1 ～ 2 分鐘，以出現痠脹感為佳。值得高興的是，女士在午飯前按摩血海穴，還有利於祛除臉上的雀斑、色斑。只要持續每天點揉兩側血海穴 3 分鐘，力量要輕柔，感到穴位處有痠脹感即可，維持一段時間，就可以見到效果。

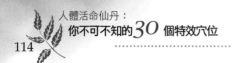

❦二十四❦
陽陵泉：預防慢性膽囊炎

膽經上有44個穴位，預防和治療範圍不僅是局限在膽囊本身的疾病上。在人體膝關節下，有一個穴叫陽陵泉，是非常重要的一個穴位，古書云：「筋會陽陵」，而筋主關節的運動，所以身體的運動，特別是膝關節運動有障礙時一定要按揉陽陵泉穴。此外，按揉該穴還能預防慢性膽囊炎，或降低復發的機率。

【取穴方法】

此穴位於人體膝蓋的斜下方，小腿外側的腓骨小頭稍前下方的凹陷中。

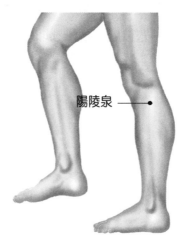

陽陵泉

陽陵泉

【穴位主治】

　　腰痛，消化不良，脇下痛脹，頭痛，頭、面腫、眩暈，膝伸不得屈，膽囊炎，口苦，膝腫麻木，腳冷無血色、半身不遂，下肢痿痺，腳氣，嘔吐，黃疸，小兒驚風，破傷風，遺尿，筋攣急，筋疼，筋軟，抽筋，關節筋遲緩或者痙攣腫痛，腰腿疲勞，胃潰瘍，坐骨神經痛，高血壓等。

【按摩方法】

　　方法一：用兩手的拇指按壓在雙腿的陽陵泉穴上，其餘的四指併攏托住小腿肚，同時用力揉撚 50 下。

　　方法二：兩手掌分別按在兩膝的外側，同時用力拍打各 50 下。

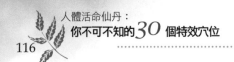

二十五

足三里：比人參鹿茸更滋補

足三里穴是足陽明胃經上的「合」穴，是強壯、保健身體的要穴。具有調理陰陽，扶正培元，健脾和胃，通經活絡之功能。足三里，自古以來就被歷代醫家視為延年益壽、強身保健的重要穴位。刺激足三里穴，可以促使胃腸有力且有規律地蠕動，而且能提高多種消化酶的活力，增強食欲，幫助消化。刺激足三里，還能提高機體防禦疾病的能力，治療胃腸疾病，所以才有「肚腹三里留」這種說法。

【取穴方法】

從下向上摸小腿的前面靠外側，在膝蓋骨下方能摸到凸塊（脛骨外側髁）。從此處再往外，斜下方一點處，還有另一凸塊（腓骨頭）。這兩塊凸骨用線連接，以此線為底邊向下作一個正三角形，這個正三角形的頂點，即是足三里穴。另一種簡易找法是外膝眼下四橫指（3寸），脛骨邊緣，即是足三里穴。

【穴位主治】

此穴主治疾病為：頭痛，牙痛，神經痛，消化器官疾病，鼻部疾病，心臟病，呼吸器官疾病，食欲不振，胃下垂，腹部脹滿，胃痛，噎膈，嘔吐，腹脹，痢疾，泄瀉，便祕，腸癰，乳癰，下肢痺痛，癲狂，水腫，

腳氣，虛勞羸瘦。

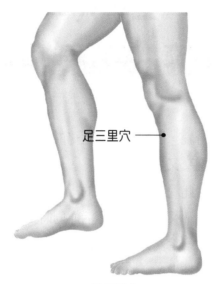

足三里穴 ————●

足三里穴

【按摩方法】

1.拇指按揉：用大拇指指面著力在足三里穴上，垂直用力，並向下按壓，按且揉之。其餘的四指握拳或者張開，以協同用力。使刺激充分達到肌肉組織的深層，並產生痠、脹、麻、痛等感覺，持續數秒後，慢慢放鬆，如此反覆作數次即可。

2.捶打：手握空拳，拳眼朝下，垂直捶打足三里穴。在捶打之時，也會產生痠、脹、麻、痛等感覺，反覆作數次即可。

足三里還是延緩衰老的有效穴位，在該穴處按摩，有著調節胃腸功能、補腎強筋，防病健身、益壽延年的作用，對於延年益壽大有裨益。需要注意的是，按摩要有一定的力道，以局部有痠脹感為佳，如果按摩的同時配合艾灸，即點燃艾條熏灼足三里穴，每日1次，效果會更佳。

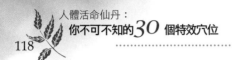
❨二十六❩

三陰交：婦科病的首選

　　三陰交是脾經、腎經、肝經這三條經絡的相交之處，對中醫而言，此穴道尤受重視，三陰交又名「女三里」，只要是婦科病，刺激三陰交都會有明顯的效果，因此說它是婦科病的「萬金油」。它具有雙向調節的功能，三陰交可以通利又能收攝，能活血同時還能止血，能滋陰還能利濕。此外，經常按揉三陰交穴可以幫助女性保持年輕，延緩衰老，延緩更年期，永保女人的魅力。

【取穴方法】

　　三陰交位於人體小腿內側，足內踝尖上 3 寸，即從內踝往上量四指，脛骨後緣的凹陷處，用手按時要比其他部位敏感，有點脹痛感。

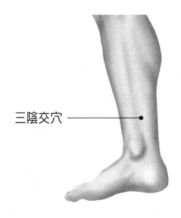

三陰交穴 ——

【穴位主治】

該穴主治疾病為：腹痛，腸鳴，腹脹，月經不調，不孕，泄瀉，腳氣，崩漏，經閉，難產，陽痿，失眠，神經衰弱，神經性皮炎，遺尿，蕁麻疹，下肢痿痹。

【按摩方法】

按摩時用一隻手的四根手指握住足外踝，大拇指要屈曲垂直地按在三陰交穴處，並用拇指端有節奏地一緊一鬆地用力按壓，還要適當配合按揉動作，使之出現有陣陣痠脹麻感。做完左側三陰交按摩，然後再接著做右側。還有簡單的一些動作，就是平時持續按一按，揉一揉，或用經絡錘敲打，雖然所需的時間相對長些，但只要持之以恆，就會獲得很好的效果。

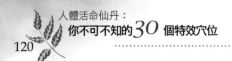
❀二十七❀
太溪穴：滋補腎精不需愁

太溪穴是腎經上的原穴。也就是腎臟原氣居住之處。中醫理論記載，它具有「補腎氣、滋腎陰、壯腎陽、理胞宮」的功能。按揉此穴時，可一邊按揉一邊做吞嚥動作，這是因為腎經上行路線「貫肝膈，入肺中，循喉嚨，挾舌本」。太溪為腎的原穴，它能很好地調節人體的陰陽。

【取穴方法】

太溪穴位於足內側，內踝與腳後跟跟腱之間的凹陷處。

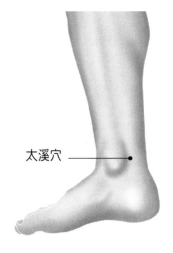

太溪穴

太溪穴

【穴位主治】

咽喉腫痛，頭痛，牙痛，目眩，耳聾，耳鳴，氣喘，咳嗽，消渴，胸痛咳血，失眠，月經不調，健忘，陽痿，遺精，尿頻，下肢厥冷，內踝腫痛，口腔炎，足跟痛，神經衰弱，膈肌痙攣等。

【按摩方法】

按摩這個穴位時用對側手的拇指按揉，或者使用光滑的木棒按揉，但要注意力道應柔和，以感到痠脹為度，力道不要太大，以免傷到皮膚。

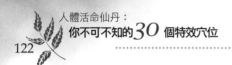
《二十八》

太沖穴：降壓平肝，清利頭目

　　太沖穴是肝經上的原穴。「原」含本源、真元的意思。原穴是人體臟腑元氣經過和留止的腧穴，就相當於元氣集聚地。刺激原穴能激發元氣，從而能調節體內的正氣來抵禦病邪。每天抽出時間按摩太沖穴，還能調理肝的疏泄氣機的功能。如果肝的疏泄功能正常了，就可以把體內的痰瘀運出體外。而且太沖穴還具備補虛瀉實的雙重作用，除了活血化瘀外，它還能激發肝經氣血、平肝潛陽、清肝利膽，從而達到補肝的效果。肝經上的元氣足了，肝臟的功能自然就能到正常發揮，脂肪肝自然就與你絕緣了。

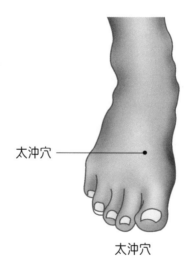

太沖穴 ——

太沖穴

【取穴方法】

該穴位在足背側，第一趾和二趾蹠骨連接部位前的凹陷中。用手指沿趾和次趾夾縫向上移壓，壓到能微微感到動脈搏動，就是該穴。

【穴位主治】

眩暈，頭痛，疝氣，遺尿，月經不調，癇症，黃疸，嘔逆，目赤腫痛，足跗腫，小兒驚風，脅痛，膝股內側痛，咽痛咽乾，下肢痿痺。

【按摩方法】

按摩這個穴位時，最好先用溫水泡雙腳 10～15 分鐘，舒活足部的氣血，然後再用雙手拇指指端著力，不斷地點按此穴，每次按 30 秒後就稍停片刻，以感到有痠脹感為佳。另外，還可以沿著骨縫的間隙按壓並且前後滑動，這樣反覆做 20 次，也能發揮相同的效果。

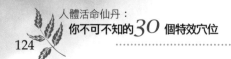

二十九

太白穴：補後天之本

　　「太白」為古代星宿之名，相傳此星具有平定戰亂、利國安邦之能。該穴是人體健脾的要穴，能治各種原因引起的脾虛，如先天脾虛、心脾兩虛、肝旺脾虛、脾肺氣虛、病後脾虛等。有雙向調節作用，按揉太白穴腹瀉可止，便祕也可通。另外，點揉太白穴還能控制血糖指數，高者能降，低者可升。太白穴是透過脾來補肺的，它的健脾功能相當於山藥薏米粥。

【取穴方法】

　　該穴位於腳的內側面，大趾骨節後下方的凹陷處，腳背腳掌交界的地方即是。

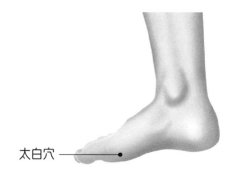

太白穴

【穴位主治】

腰痛，下肢麻痺，腹脹，胃痛，消化不良，腸炎，泄瀉，腸鳴，便祕，腳氣，痔漏，關節腫痛，痢疾。

【按摩方法】

按摩時要注意力道，以穴位處稍微感到脹痛為適度，不要用太大力氣，持續每天按揉３～５分鐘，或者用保健的小錘敲擊太白穴，也是一個很好的方法。

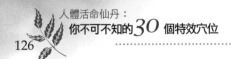

❧ 三十 ❧
湧泉穴：人體長壽大穴

　　湧泉穴又被稱為「長壽穴」，是腎經的首穴。中醫認為，腎在人
體是一個非常重要而又包含多種功能的臟器，內藏元陰、元陽，為水火
之宅，是先天之本、生命之根。

　　《黃帝內經》中說：「腎出於湧泉，湧泉者足心也。」也就是說，
腎經之氣就像源泉之水，源於足下，湧出去灌溉全身四肢各個部位。所
以，湧泉穴具有養生保健的作用，經常按摩有補腎固元的功效。

【取穴方法】

　　該穴位於腳底，卷足時足心最凹陷處，大約第二趾、三趾趾縫紋
的頭端和足跟連線的前 1/3 與後後 2/3 交點處。

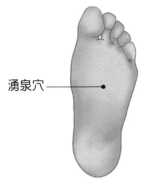

湧泉穴

湧泉穴

【穴位主治】

該穴主治疾病為：精力減退、神經衰弱、倦怠無力、婦科病、多眠症、失眠、過敏性鼻炎、咽喉痛、足心熱、昏厥、頭暈、眼花、暈眩、高血壓、焦躁、糖尿病、怕冷、更年期綜合症、腎臟病等。

【按摩方法】

按湧泉法：用拇指指腹垂直按壓在足心湧泉穴上，按片刻後再放開，這樣一按一放，反覆地進行，以能忍耐為度。

揉湧泉法：用拇指或者食指或者中指的指端放在足心湧泉穴處，並來回地按揉，每隻足心揉 100 次。常用這種方法有疏通心腎，調整內臟功能。

打開你的隨身藥囊

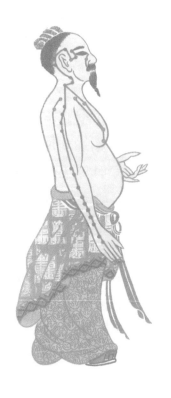

累了、痛了、煩了，就停下來歇歇，順便從自己隨身「攜帶」的「藥囊」中取出兩帖藥，給自己調理一下。不要認為這是天方夜譚，人體的經絡穴位的作用絕對不能小覷，它比任何藥物都便宜、方便、有效。了解經絡、學習經絡就是珍愛自己身體的表現。

頭部

1. 滿頭「白髮」怎麼辦？

　　中醫認為，人的頭髮變白是因為腎的功能減退導致的，腎的功能旺盛，人的頭髮就會烏黑，腎的功能虛弱，頭髮就會變白甚至會脫髮。因此，預防和治療白髮，關鍵還在於調節腎的功能活動，並配合特效穴位調理。在手掌上和腎的關係較為密切的穴位，是小指第一指關節的腎穴與第二指關節的命門穴（均為手部反射區特定穴位）。這兩個穴位和左右腎以及頭髮密切相關，刺激這兩個穴位能提升腎的功能，可以產生治療白髮的作用。此外，位於中指指尖處的中沖穴，無名指指甲旁的關沖穴、手背上的陽池穴，這幾個穴位都具有預防頭髮變白的功能。

　　在刺激穴位時，力道不要太大，稍微有痛感就可以，如果刺激過度效果會適得其反。因此，動作要柔和、輕緩，輕輕地一按一放，然後重複做，每天每個穴位刺激 5 分鐘。

　　有些中年人因為精神壓力太大而長白頭髮，甚至會脫髮，這種情況除了用上述方法外，再加上手掌中央的手心和位於中指第一關節處的心穴（均為手部反射區特定穴位），治療的效果會更好。

　　白髮患者，一旦發現湧泉穴下大約 15 公釐半徑的區域皮膚變硬，並失去彈性，對這個部位進行按壓效果會很好。(1 公釐的大概實際長

度：0.1 公分（1 公分的 1/10），）

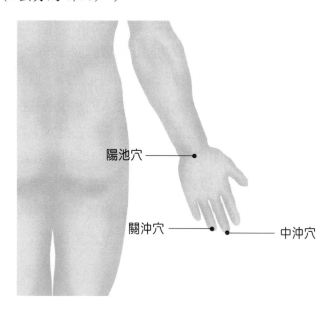

陽池穴

關沖穴 ——————— 中沖穴

2. 常按四穴，消滅「地中海」

人的頭部有將近 50 個穴位，這些穴位大多數都與頭髮的生長密切相關，經常按摩這些穴位，能促進頭髮的正常生長，保持頭髮的烏黑、亮澤、柔順和彈性。其實，人體其他部位的穴位與頭髮也有一定關係。無論是頭部穴位還是其他部位的穴位，只要有利於緩解脫髮，有助於生髮，那麼你就可以把它們看成為生髮特效穴位。

生髮特效穴包括百會穴、風池穴、生髮穴（位於風池穴和風府穴連線的中點）、安眠穴、阿是穴、啞門穴、上星穴、四神聰穴、三陰交穴、勞宮穴、血海穴、太沖穴等。生髮特效穴位很多，下面簡單介紹 4 個重要的特效穴。

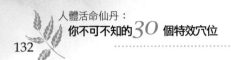
（1）百會穴：

在頭頂正中線和兩個耳尖連線的交點處，有「三陽五會」之稱，它是人體陽氣集聚之處，主要功能是開竅醒腦、安神定志、通督定癇、升陽舉陷。百會穴常用來治療眩暈、頭痛、焦躁、目眩失眠、宿醉等，它是人體督脈上非常重要的穴位，也是人們治療各種疾病的首選。

【具體操作方法】：把食指或中指按壓在此穴上輕輕揉動頭皮，然後再用緊握的拳頭稍叩擊此穴，這樣能促進頭部血液循環，改善頭髮的生長環境，進而促進頭髮生長，防治脫髮及斷髮的發生。在按摩時，要把握好力道，避免力道過大帶來不利影響。不管頭髮出現什麼症狀，採用中醫治療方式，第一個想到的穴位就應是百會穴，它對治療各種疾病都有一定好處。

百會穴 ————

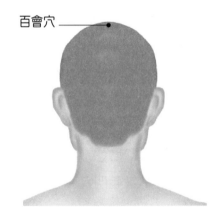

（2）啞門穴：

位於項部，當後髮際正中直上半寸左右，在第一頸椎之下。啞門穴用於治療舌緩不語、重舌、喑啞、頭痛、頭重、癲狂、癇病等，具有收引陽氣之功。按摩該穴，可以滋養生髮，使頭髮呈現烏黑、濃密狀。

具有生髮功能的穴位有很多，因為人體是統一的，這些穴位都是共同發生作用，有的穴位也可單獨產生作用。穴位按摩的療效已被祖先所證實，它是一種延緩衰老、治療疾患的好方法，持續每天按摩生髮的穴位會能獲得很好的保健效果。

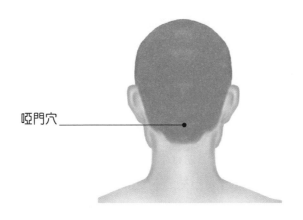

啞門穴

（2）風池穴：

位於項部，當枕骨的下方和風府穴相平時，胸鎖乳突肌和斜方肌上端之間凹陷的地方就是風池穴。此穴主治眩暈、頭痛、耳聾、目赤痛、氣閉、中風、感冒及落枕等，最主要功能是壯陽益氣。風池穴正好在進入頭部的地方，它就像護城河一樣，把頭部保護起來，為頭部阻攔各種危險因素。常按揉該穴，具有清熱明目、祛風解表、健腦通絡之功，而且還能疏通頭部氣血，能使頭髮更有效地吸收營養物質，讓我們擁有一

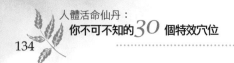

頭美麗、健康的秀髮。

（3）風府穴：

和風池穴一樣，位於項部，後髮際正中直上 1 寸左右，枕外隆凸直下的凹陷之處。風府穴對治療眩暈、頭痛、目痛、癡呆、中風、癲狂、半身不遂、咽喉腫痛及失音有一定療效，也是治療頭部和頸部疾病主要穴位。刺激該穴對生髮能發揮一定輔助作用，可以使頭髮變得濃密、烏黑。

針灸是我國傳統中醫治病療法，透過對一些穴位的刺激，能使臟腑功能趨向調和，打通經脈，調節氣血和陰陽，扶正祛邪，最終達到防治疾病的目的。用針灸穴位的方法也能達到養護頭髮的目的。對重要穴位進行刺激，改善其功能，這樣可以使這些穴位能更有效地運用於頭髮的養護。

在實際治療過程中，可以把按摩手法和針灸療法結合起來，雙管齊下，必定會有良好的效果。但還要注意，無論採取何種方法治療，盡量不要單純取一個穴位，而是要根據穴位之間的關係及治療疾病的需要，把一些相關穴位結合運用，這樣，它們的功效才能得到最大程度的發揮。

3. 上星穴──防治前額疼痛的大穴

上星穴位於頭部，前髮際正中直上 1 寸處即是。取穴時，把前額的頭髮往上梳，以鼻尖為點往上做一條豎線，用大拇指橫紋在前髮際

處量一橫指，手指另一側就是上星穴。上，代表著頭部，有上升之意，星是指精，即萬事萬物中最優秀的那一個，正所謂「萬物之精，上為列星。」此處也代表陽精聚集之處。

該穴位於頭部，光芒四射。又稱為神堂穴、明堂穴。可以想一下，當人們為某個問題苦苦思索時，總是習慣性地托腮，這就是人體下意識地與頭腦相合，能清晰地思考問題。當人在思考問題時，思想是迷茫的，就像黑夜，而上星穴就是點亮黑夜的一盞明燈。所以，當我們感到上焦陰沉，頭暈目眩時，可以透過刺激該穴來調理。

上星穴對治療前額頭痛具有很好的效果。有些人一緊張，或受到驚嚇等，就會感到頭痛欲裂。當人們看電視劇時，會發現一個現象，許多人因為某些惡事纏身，會覺得頭痛，而且痛得抓狂，甚至會拿頭往牆上撞。事實上，這是身體在進行自我調節，撞牆的那個部位就是上星穴所在之處。當頭痛時，不用採取撞牆那種激烈的方式，只要用手指按摩上星穴 50 ～ 100 次，症狀就能很快得到緩解了。

4. 消除痤瘡請找三焦

痤瘡是一種發生在毛囊皮脂腺的慢性皮膚病，誘發的因素很多，最為直接的因素就是毛孔堵塞。當毛孔受堵塞後，皮脂腺裡的油脂無法排出去，而導致越積越多，就形成一個個痘痘，青春痘就是這樣形成的。情況不太嚴重的青春痘通常能看到一個白色或黑色的頂端，這就是所說的白頭粉刺和黑頭粉刺，你可以把這些白色的分泌物擠出來，這就是堆積在毛孔裡的油脂，並不是髒東西，也不是什麼蟎蟲。只要毛孔不受堵，痘痘是不會輕易冒出來的。粉刺痤瘡形成的原因大多是由於內分

泌失調所致，這種粉刺痤瘡可以用專業藥物進行調理。但不如動用你自身攜帶的「藥」。

那麼，該如何治療痤瘡呢？對於青春期痤瘡，可以在足陽明胃經的足部從下向上輕快地擦，並按揉太溪穴、三陰交穴和殷門穴，每個穴位各揉 1 分鐘，然後再按揉腎俞穴、命門穴各 1 分鐘，以感到痠脹為度，擦湧泉穴時，直到感覺發熱為止。

對於因胃腸功能失調而引起的痤瘡，一種是用手掌或者毛刷沿著足陽明胃經，自上而下順著經絡推擦 10 遍，並且要按揉足三里穴半分鐘，也是以感到痠脹感為度；另一種是用手指從腕部到指端，沿著手陽明大腸經、手少陽三焦經和手太陽小腸經各按揉摩擦 5 ～ 10 遍，用毛刷垂直地刷腕部外側 5 遍。

中醫按摩，再配合藥物進行理療，便能產生調整氣血、活血化瘀和改善皮膚血液循環的作用，進而達到醫治的效果。日常生活中，除了要注意面部清潔外，最重要的是保持愉快的心情，少吃辛辣刺激性食物，少吃糖和高脂食物，多吃一些蔬菜水果，並保持大便通暢。

5. 預防老花眼

老花眼是身體功能老化的一種自然現象，一般發生在 40 ～ 45 歲的人群中，人到這年紀時，眼睛就會開始「老花」，先是感到看小字模糊不清，必須把書本、報紙拿遠才會看清楚。

患老花眼的人大多是年老體弱的人，人的肝腎功能減退，肝精衰減，陰精不足，不能配陽。因而，患老花眼的人不能調節眼睛的屈光度，就像照相機不能調節焦距。

　　預防老花眼，或延緩眼睛老花，你要充分利用幾個穴位：光明穴、睛明穴、太沖穴、太溪穴和養老穴。

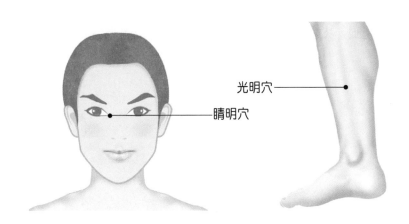

　　光明穴位於小腿外踝上５寸處，腓骨前緣，是膽經上的絡穴，即聯絡表裡兩經的穴位。正所謂「一絡通二經」，肝膽相照，肝經和膽經相表裡，而光明穴連接了肝經和膽經。肝開竅於目，膽經循行於眼部，根據遠端選穴的原則，經絡所通，主治所及，它是愛眼護眼的重要穴位。

　　睛明穴在面部，目內眥角稍上方的凹陷處即是，它是膀胱經的第一穴，氣血來自體內膀胱經的上行氣血，是體內膀胱經吸熱上行的氣態物質所化之液，即血。對治療視物不清、流淚等症狀有一定作用。

　　太沖穴是足厥陰肝經的原穴，還是肝經五輸穴的輸穴，地位非常重要，能調理肝臟功能，解決肝功能下降所帶來的各種問題，老花眼是肝腎功能下降所致，所以用太沖穴來預防老花眼。太沖穴位於足背側，

第一蹠骨後方的凹陷處。取穴時，從第一、第二趾縫往足背上量二橫指即是。

太溪穴是足少陰腎經的原穴、輸穴，與太沖穴相同，也是腎經上一個非常重要的穴位。能解決腎虛導致的各種健康問題，所以也用太溪穴來防治老花眼。太溪穴位於內踝尖後方，跟腱和內踝尖之間凹陷的地方。

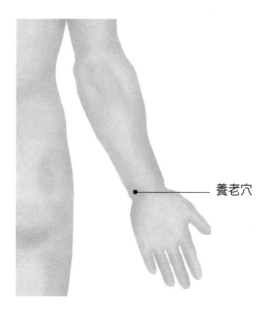

養老穴

養老穴，足太陽小腸經上的穴位。小腸經循行在眼部，經絡所在，主治所在，它具有清利頭目，治療老花眼、目視不明等病症的功能。養老穴位於前臂背面尺側，尺骨小頭近端橈側凹陷中。

【具體操作方法】：每天分別按摩這幾個穴位 2 次，每次按揉 3～5 分鐘，長期持續按摩，可以延緩眼睛老花的進程，並且能改善視力狀況。

6. 耳朵裡的「知了」不叫了 —— 商陽穴治耳鳴

　　耳朵蟬鳴是什麼樣的症狀呢？就像有知了在耳邊不停地叫，這樣不僅影響聽力，而且還特別讓人心煩。出現這個問題比較好辦，每天按摩大腸經上的商陽穴（取穴方法，在食指末梢接近大拇指那側，距指甲角 0.1 寸）100 下，耳中蟬鳴就會很快消失。那商陽穴是怎麼治療耳鳴的呢？說起來很有意思。

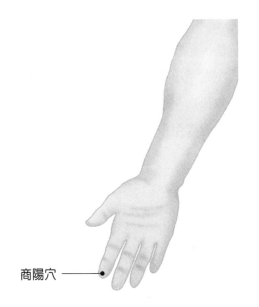

商陽穴

　　蟬鳴通常只有在盛夏時節才會出現，一到秋天，天氣就轉涼了，陽明燥金出現，蟬鳴就會消失。而商陽穴是大腸經上的穴位，對它進行刺激，能把大腸經裡的陽明燥金之氣全都激發出來。當人體內的陽明燥金之氣多了，就好像人體內部的秋天來了，於是人們耳朵裡的蟬鳴就會消失。

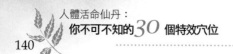
　　當然，這只是一個形象的比喻而已，事實上，因為足少陽膽經繞過耳朵，而且它裡面運行的是離火之氣，而耳中蟬鳴就是膽經裡的離火之氣失常導致的。離火之氣就像夏季裡炎熱的氣息，當秋季燥金之氣來臨時，夏季離火之氣就會自動退卻，人體也一樣，當大腸經被商陽穴激發出陽明燥金之氣時，足少陽膽經中過多的離火之氣就會漸漸消退，耳鳴的現象當然就會消失了。

　　治療耳聾或聽力減退等病症，按摩商陽穴能發揮很好的功效，但是需要再配合按摩膽經上的聽會穴，位於三焦經上的耳門穴以及小腸經上的聽宮穴。如果心臟不太好的老人，可以再配合按摩心經上的少沖穴（位於小指末節橈側，距指甲角 0.1 寸處。取穴位時採用正坐、俯掌的姿勢，少沖穴位於左右手小指指甲下緣，靠無名指側的邊緣上）以及心包經上的中沖穴，效果會更佳。上述穴位，每天每個穴位按揉 5 ～ 6 分鐘，這樣對改善聽力能產生很大作用。

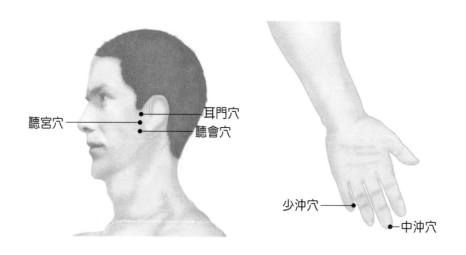

聽宮穴　　　耳門穴　　　聽會穴

少沖穴　　　中沖穴

7. 鼻子不通，請找迎香穴

患鼻炎的人經常鼻塞，但即便是沒有鼻炎的人，在秋冬季節也容易有鼻子不通氣的感覺，這時候就可以點按迎香穴 3 分鐘來讓鼻子通氣。

迎香穴位於鼻翼外緣中點旁，當鼻唇溝中間。迎香，迎，迎受也；香，脾胃五穀之氣也。該穴名意指本穴接受胃經供給的氣血。大腸經與胃經同為陽明經，迎香與胃經相鄰，所處又為低位，因而胃經濁氣下傳本穴，故名。

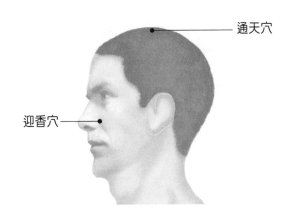

通天穴

迎香穴

但是如果單按迎香覺得效果慢，或者沒有通氣的話，還可以配合按揉頭頂的另外一個穴位，即通天穴。肺之氣通於鼻竅，但是鼻之氣通到天，它得呼吸天之氣，通天穴就是主理鼻子通氣的，該穴位於人體的頭部，當前髮際正中直上 4 寸，旁開 1.5 寸。通天穴和迎香穴配合在一起，鼻塞也可以得到及時的緩解，不管是由於鼻炎引起的鼻塞，還是感冒或空氣乾引起的鼻塞，都可以用這個方法來緩解。

8. 秋燥鼻子要出血，不妨揉揉幾個穴

　　從中醫角度來講，秋季天氣乾燥，人體陽氣也會隨之變旺，也就是俗話所說的「容易上火」，所以，常常會因血隨氣上衝鼻咽而導致出血。對於因外傷和非內科疾病引起的一般性鼻出血，進行自我按摩也有較好的預防作用。按照下面的方法進行有規律地按摩，能減少鼻出血的發生。

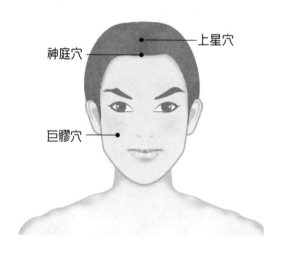

神庭穴　　　　　　　　　　上星穴

巨髎穴

　　按揉迎香穴和巨髎穴，這兩個穴位都在鼻翼旁。迎香穴位於鼻翼外緣的中點上，而巨髎穴位於瞳孔直下，鼻唇溝的外側，與鼻翼下緣相平處即是。在按摩時，把兩手的食指指腹放在左右穴位上，進行對稱地按揉。先揉迎香穴，後揉巨髎穴，每個穴位按揉 5 分鐘，每天早晚各揉 1 次。還能把按摩範圍擴大，把兩手食指或者中指指肚放在鼻翼兩側，沿著鼻梁往上摩揉，可到兩眉間，往下到鼻翼旁。但注意按壓力道要適度，最好由輕變重，這樣，每天來回摩擦 50 次，具有防止鼻出血、

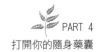
預防感冒、宣通鼻竅的作用。

揉神庭穴和上星穴。這個兩穴在人體中軸的督脈上，神庭穴位於前髮際線直向上半寸（每個人自身大拇指寬度是 1 寸），上星穴位於前髮際線直向上 1 寸，用一手的拇指按在穴位上，感到有痠脹感後再向一個方向按揉，每個穴位按揉 5 分鐘，早晚各按揉 1 次。

此外，由於小兒是「純陽之體」，鼻出血大多是由於胃熱、肺熱引起的，所以家長可用大拇指推小兒兩手的無名指和拇指掌側，從指尖開始推向指根，這樣可以產生清肺熱和胃熱的作用，從而防止鼻出血。

9. 多按摩，驅走鼻炎

不知大家有沒有注意到，很多人會連著打很多噴嚏，有時是感冒引起的症狀，而大多數情況可能是患了過敏性鼻炎。過敏性鼻炎還有許多症狀，如流鼻涕、鼻塞等。過敏性鼻炎分季節性和長期性兩種，季節性鼻炎多與花粉有關，而長期性鼻炎是因為對環境過敏而產生的反應。還有少部分對雞蛋、牛奶等食物也會過敏。對於這種病症按摩相關穴位也能達到改善過敏體質的效果，從而舒緩過敏性鼻炎的症狀。主要穴位有風池穴、合谷穴、迎香穴和鼻通穴。

【具體操作方法】：風池穴，取穴時，先往耳後部位找，就會碰到一塊骨頭比較突出的部位，橫著過了這突出的部位，大約在靠近髮際上方的凹陷處，在按壓時頭部兩側會有痠痛感。按摩時，掌心向前，用食指和中指指腹按壓。

合谷穴，取穴時，大拇指和食指的虎口處，在第一、第二掌間，大約在第二掌骨中點處即是。手法可以是用另一手的大拇指指尖去按

壓，但要注意合谷穴的經絡是通向對側鼻翼的，所以左鼻孔塞要按壓右側的合谷穴，而右鼻孔塞要按左側的合谷穴。

迎香穴，在鼻翼兩側的凹陷處，鼻翼外緣的鼻唇溝中。按摩時用食指指腹進行按壓。

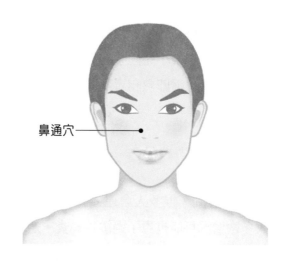

鼻通穴

鼻通穴為經外奇穴，又名上迎香，位於鼻唇溝與鼻翼交會處，用食指指腹稍用力按壓，並連帶著按摩穴位四周的肌肉 30 ～ 60 秒，左右手都做。持續每天按摩上述穴位，過敏性鼻炎能很快得到緩解。

10. 保護口腔，防止潰瘍的御前侍衛——巨闕穴

許多喜愛武俠小說的人都知道，中國古代曾有四把名劍：干將、莫邪、巨闕、辟閭。其中，巨闕劍能「穿銅釜，絕鐵糲」，斷堅物如切米糕，因它精純堅利，是其他寶劍無法媲美的，所以又號稱「天下至尊」。

　　而人體上的巨闕穴所在的胸骨，從外形上看也像一柄劍尖朝下的寶劍，巨闕穴就位於胸骨劍突（相當於劍尖）下，胸骨劍突大凹陷處，裡面是腹膜，上面是膈肌。簡單的取穴法是，從腹部向上，找到胸口處兩側肋骨交合的地方，從這個介面處向下 2 寸即是。此處是胸腹交關的地方，胸腔是天，而腹腔為地。所以，此處也是清氣上升，濁氣下降，天地之氣相互交換的關隘。並且，這個地方地勢險要，食道和動靜脈都在此處通行，是心的宮城，也是至尊之門，凜然不可侵犯。

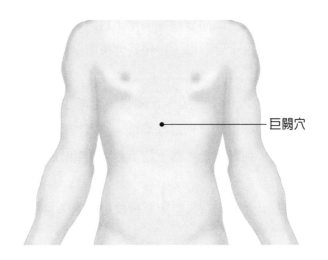

巨闕穴

　　就如同巨闕寶劍一樣，巨闕穴的作用深不可測，它是心的周邊，就好像站立於君主旁的衛士，負責清除君主旁所有的危險，平定叛亂，以保君主安寧，通俗來講就是御前侍衛，藝高人膽大。

　　巨闕穴有一個最大的功能是治療口腔潰瘍。臨床上，口腔潰瘍大多是因心火旺盛所致。

　　中醫說，舌為心之苗，如果心火太盛，當然就會在口腔內和舌頭上有反應。這時，巨闕穴自然會擔負起護主安民的使命。每天在巨闕穴

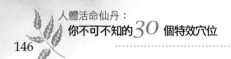

上按摩 3 ～ 5 分鐘，持續 2 ～ 3 天就能把這一股邪火祛除，還身體一個安然康泰的局面。

11. 口臭就找大陵穴

所謂口臭，就是從人口中散發出來的讓別人厭煩、使自己尷尬的難聞的口氣。千萬不要小看口臭這小小的毛病，它會讓人，特別是年輕人不敢與人近距離接觸，從而會給他們留下自卑心理，進而影響正常的人際、情感交流，讓人十分苦惱。中醫穴位按摩保健能有效幫你除口臭解決這個問題。

大，與小相對，大也；而陵，丘陵也、土堆也。此穴名意指隨心包經經水沖刷下行的脾土物質在這裡堆積。該穴物質是內關穴下傳的經水和脾土的混合物，到本穴後，脾土物質會堆積如山，就像丘陵一樣，故名為大陵。

【取穴方法】：大陵穴在人體腕掌橫紋中點處，當掌長肌腱和橈側腕屈肌腱之間。

大陵穴對治療口臭效果極佳，口臭源於心包經積熱日久，而灼傷血絡，或是由於脾虛濕濁上泛所導致的。大陵穴最能瀉火去濕，火生土，那麼火自少，脾土多，那麼濕自然會消失。

【具體操作方法】：用左手大拇指按壓在右手的大陵穴上 3 ～ 5 分鐘，然後再左右手交換按壓。

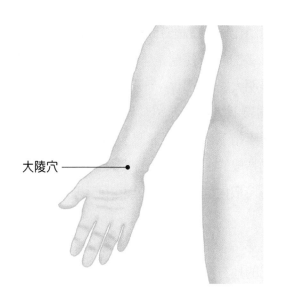

大陵穴

12.「擺平」要命的牙疼

俗話說：「牙疼不算病，疼起來真要命」，聽起來似乎有點誇張，但有過牙疼的人都知道那種滋味。去醫院，醫生會說是這種那種炎症。開上一劑消炎藥，或者是牙壞掉了，必須拔掉。

當然，有的牙是必須拔掉的，即使不拔，它也失去了一顆正常牙齒所具有的功能；齲齒有洞一定要去補，否則食物殘渣進入就會刺激裡面的神經，到時候不去醫院是不行的。

但是一般的牙疼就不要那麼興師動眾了，因為我們天生帶有「消炎藥」，而且效果要比任何西藥好，還要快。

可是，前提是必須要分清哪種類型的牙疼，是實火牙痛還是虛火牙痛。在中醫裡分虛實兩種，這樣分簡單明瞭。

首先看是實火還是虛火。實火時一般疼痛較劇烈，不敢吃熱東西，

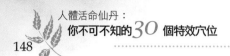

而且牙齦紅腫較明顯，摸脈時會發現脈要比平時有力且快；虛火疼痛不算明顯，總是隱隱作痛，持續時間較長，牙齦紅腫也不明顯，脈搏要比平時細。其次，要分上牙疼還是下牙疼。因為上下牙齒聯繫的經脈不同，上牙和手陽明大腸經相連，下牙與足陽明胃經相連。

這裡簡單從幾個方面來介紹常見牙疼：胃火牙疼、腸火牙疼、腎虛牙疼。胃火牙疼指下牙疼，通常是因為熱邪傳到胃經，或者是因為吃了太多辛辣食物造成的，一般疼痛較劇烈，甚至吃任何消炎藥、止痛片都控制不了。這時取內庭穴、頰車穴和手三里穴，用力掐按，5分鐘後就能見效。

內庭穴位於第二、第三腳趾縫處；頰車穴位於耳朵下，下頜角處，咬牙時咬肌隆起的地方。它是胃經上的穴位，向內對應著牙齒；手三里穴是手陽明大腸經上的穴位，這是牙疼的反應點，屬經驗穴，按下去牙疼會立刻減輕很多。手三里穴在曲池穴下2寸處，相當於食指、中指和無名指併攏在一起的寬度。

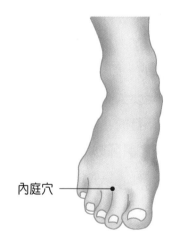

內庭穴

　　由於不能給自己扎針，所以牙疼時按揉穴位就可以了，也能產生止痛消腫的效果。

　　腸火牙疼是指上牙疼，通常是大腸有實火造成的，手陽明大腸經的循行路線是「儒上齒中」。症狀和胃火牙疼差不多，但取穴時必須以大腸火的穴位為主。主要選用合谷穴、曲池穴和手三里穴。合谷穴是治療腸火牙疼的特效穴位。曲池穴是大腸經上的合穴，連接大腸經經氣深入到大腸穴位，能清熱排毒。牙疼時，要不定時地按揉，由下至上依次進行，合谷穴、手三里穴、曲池穴，各按 2 分鐘。

　　虛火牙疼就是腎虛牙疼，疼痛不明顯，但時間長，一直是隱隱作痛，時輕時重，牙齦沒有紅腫現象，只是牙齒根部有鬆動感。

　　其實，這是腎陰所造成的虛火上炎，因為腎主骨，齒為骨之餘。所以，牙齒的好與壞和腎功能的強弱也有著直接關係。腎陰虛牙齒得不到充足的營養，而且陰虛會導致陽相對偏亢，這樣才會顯現出「上火」的症狀。

　　這時，選用合谷穴、手三里穴、太溪穴就可以，合谷穴和手三里穴治標，而太溪穴補腎陰治本。太溪穴是每天泡腳後按揉 5 分鐘，而合谷穴和手三里穴要不定時地按揉以減輕疼痛，輔助治本。

　　這幾種牙疼，雖然原因不同，但排除病因後，每天飯後用溫水漱口，最好是淡鹽水。牙疼期間飲食上以清淡為主，菸酒和辛辣的東西要戒除。保健是相同的，平時要用穴位療法祛除胃火，並保健胃經。此外，早晚必須刷牙，同時還要注意刷牙的方法。刷毛不能過硬，否則會破壞牙齒表層的琺瑯質，要照顧到牙齒的方方面面，徹底地把食物殘渣清理乾淨，不給那些致病因素留可趁之機。

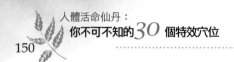
13. 咳嗽能從「音律」當中迅速根治

　　說到咳嗽，用藥有時也不靈，但有個穴位能治它。此穴就是少商穴，是肺經上最末的一個穴位。把大拇指指甲角的兩條線，也就是沿著指甲邊緣的橫向與豎向往橈側延長 0.1 寸，兩條線連接點就是少商穴。

　　那少商是什麼意思呢？少商是七弦古琴當中最後一根弦，它處在最末端。肺經上的少商穴也是這樣，是肺經上最後一個穴位，位於拇指上，是肺經經氣傳入大腸經的起始處。肺經經氣從胸腔走到這裡時，已出現微弱之勢，所以稱為少商。

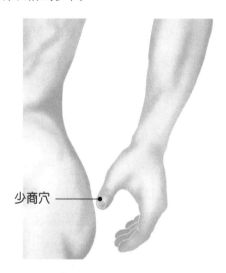

少商穴 ————

　　少商位於人體大拇指的指角，不能像平常一樣按摩。如果要刺激這個穴位，可以用一根棉花棒或牙籤倒過來用尾端來按壓。當然，如果沒這些工具，也可以取一支原子筆，把筆倒過來，用筆的尾端來刺激。不管在哪裡，不管是什麼東西，只要圓鈍頭的東西都可以用。中醫源自民間，用的大多是生活中最為常見的東西。所以，了解它可以說是隨時

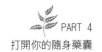
隨地都能為自己治病。

　　除了按摩外，少商穴還有一個刺激方法——刺血療法。少商是個井穴，在這裡放血能減輕咽喉疼痛。因為肺喜清涼，怕熱，在此處放血等於把肺經過熱的氣血引出去，然後再還肺一個清涼的天地。在刺血時，先用酒精把針和皮膚消毒，然後再捏起一點點少商穴處的皮膚，用針快速地在皮膚上刺兩下，同時擠出 3 ～ 5 滴血，然後迅速地用消毒棉花棒輕輕地按住止血。

　　少商穴最擅長的就是治療人們常見的一個病症——咳嗽。在秋天時，很多人有這樣的痛苦，時不時地會咳嗽幾次，嚴重者還會咳出血來，咳得頭痛。這時，要記住大拇指上的少商穴，是治咳嗽的特效穴。

14. 照海穴——告別咽喉痛、失眠的強腎降火妙穴

　　照海最早見於《針灸甲乙經》，屬足少陰腎經，是八脈要穴之一，通陰蹻脈，有滋腎清熱，通調三焦之功，此穴的主要功效是：可緩解胸悶、喉嚨乾痛、聲音嘶啞、慢性咽炎等症狀，對肩周炎、失眠有輔助作用。適用人群廣泛，如主持人、廣播員、歌唱演員、教師、公司主管、肩周炎患者、失眠患者。

　　照海穴屬足少陰腎經，具有滋腎清熱、通調三焦的功效，既補益又清熱。按揉此穴，既能調理陰蹻脈又能調理腎經，可以說是一舉兩得。《千金要方》裡稱該穴為「漏陰」，意思是說如果照海穴出現問題，人的腎水減少，就會造成腎陰虧虛，從而引起虛火上升。因此，如果感到胸口悶不舒服，喉嚨乾痛或者聲音嘶啞，甚至有慢性咽炎，都可以按揉這個穴位，既能滋腎清熱，還能使身體的三焦功能順暢起來，可以說

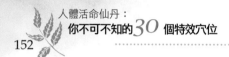
是一種立竿見影的妙法。

　　此外，還可以用照海穴來保養身體。在按摩時，要閉口不說話，感到嘴裡有津液出現時，一定嚥到肚子裡。一般來說，點揉３～５分鐘後，喉嚨裡津液就會出現，疼痛也會隨之緩解，古代修煉家大多講究煉津化精，津液升發多了，人體的腎精自然會變得充盈，在客觀上能發揮滋陰固腎的作用，同時也是真正調理了人體的大藥。閉口不說話，只是為了使生髮的津液能滋潤喉嚨。陰蹻主一身的水液，在照海穴交會，它既能滋腎清熱，又可以通調三焦，所以揉按照海穴能激發腎中精氣，引水液向上行，滋潤喉嚨，虛火得到腎水的滋潤後就會下行，喉嚨疼痛自然就會消失了。

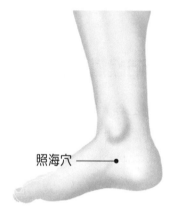

照海穴 ——————

　　臨床發現，按揉照海穴不僅可以緩解喉嚨乾痛，還能治肩周炎。

　　【具體操作方法】：取坐姿，屈膝，腳底平踏在床面上，然後用兩手的拇指分別揉兩側內踝下１寸的照海穴２～３分鐘，刺激度以產生痠脹感為宜，持續每天按揉１～３次。

　　另外，常常受失眠困擾的人，在睡前按揉幾分鐘照海穴，不僅能滋陰降火，補腎益氣，而且還能讓你舒舒服服地睡個好覺。

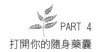

頸部

1. 幫你趕走頸椎之苦的奇妙之穴

隨著社會的發展，許多長期在空調環境裡或久坐辦公室，或長時間熬夜，長期使用電腦的人，頸肩部很容易僵硬、疼痛，並導致頸椎病發生。在這種情況下，大杼穴（在人體背部，第一胸椎棘突下，旁開1.5寸處）就變得很有用了。

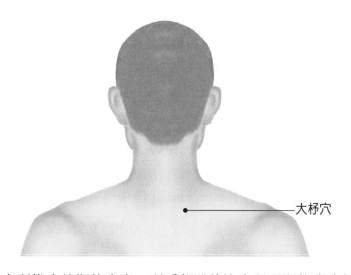

大杼穴

有許多頸椎病前期的患者，頸肩部雖然沒出現明顯的疼痛僵直，但還是會感到脖子不舒服、發痠、發脹，這時觸及到大杼穴會有明顯的

壓痛。這是因為不當的姿勢、過度的緊張會使頸肩部的督脈和足太陽膀胱經脈受阻，大杼穴氣血就會不通。同時，姿勢不良對脊柱骨質也會產生壓力，久而久之，就會出現骨質增生，也就是「骨病」，這樣也會加重大杼穴氣血瘀阻的狀況。

所以說，只有保持大杼穴氣血暢通，頸肩部經脈氣血的流通才會有保障。這樣，頸椎病的症狀也會有所緩解。

當感到頸部痠痛、肩部不舒服時，要常按摩、揉擦大杼穴，沿大杼穴上下拍打，每天做 2～3 次，每次拍打 10 分鐘，這樣能促進氣血暢通，避免在大杼穴處形成氣血瘀阻。按摩大杼穴時會感到痠痛感，但按摩後就會覺得舒服。

此外，可以用梅花針敲打大杼穴一帶 3～5 次，每次敲 5 分鐘。如果疼痛持續出現時，也可以在梅花針輕度敲打後在該穴位處拔火罐 5～10 分鐘。在這過程中要避免過度緊張，避免長時間坐姿和長時間的眼睛疲勞，這樣的自我保健方法能使頸椎病免於深入發展，趨向好轉。

如果頸椎病形成了，當出現明顯的頸肩背部疼痛時。這時，單靠按摩或用梅花針刺激大杼穴是不夠的，再配合風池穴、肩井穴、外關穴等穴位，用按揉、梅花針敲打及拔火罐方法進行自我保健。

平時還要放鬆身心，確保充足的睡眠時間，盡量避免長時間疲勞等，這樣，對治療頸椎病有一定程度的效果。同時還可以控制頸背部的疼痛，維持生活的品質。如果感覺頸肩背部疼痛加重，甚至出現手臂麻木、疼痛、痠軟無力、頭暈等症狀，這時應該到醫院就診，按療程進行有規律的針灸和推拿治療。

此外，需要注意的是急性頸肩疼痛還伴有頸肩肌肉腫脹的人，不可以強力刺激大杼穴，以免加重肌肉腫脹，加劇疼痛。只需用梅花針輕

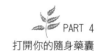
輕地刺激穴位一帶，病情就會得到改善。

2. 落枕要找內關穴

落枕是較為常見的疾病，用手指掐內關穴治療落枕，見效迅速，而且效果很好。這種方法簡單易學，又沒痛苦。

其實，診斷落枕並不困難，但是要注意排除頸椎疾病。如果壓痛點在項正中（就是在頸椎上），要考慮到頸椎疾病，要進一步檢查確診。當然，用指掐療法無效時，可以排除落枕疾病。

內關穴位於人體前臂屈側，腕橫紋上2寸，掌長肌腱和橈側腕屈肌腱之間的地方即是。內關穴具有疏肝、寧心安神、和胃、止痛的功效。

【具體操作方法】：首先把自己的兩手拇指指甲剪短，然後，用健側手握住患側的手背，使患側的腕關節適當屈曲，這樣方便使腕部的腕屈肌群的肌腱鬆弛。接著，把健側手食指、中指、無名指和小指這四指都放在內關穴的背側，大拇指用力掐住內關穴，以感到上肢、肩部和頸部有痠、沉、困的感覺為度。當頸項能自由左右轉動，或者疼痛感減輕時，這時轉動角度可以逐漸地增大，一般3分鐘左右，落枕症狀就會得到緩解或者消失。

為了鞏固療效，在患側壓痛較明顯的地方用手指再按摩1分鐘，這樣效果會更好。

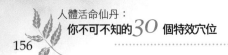

軀幹

1. 患了肩周炎怎麼辦？

人通常一過 50 歲，體內的正氣就會變弱，抵禦能力不足，一旦身體外感風寒，或勞累過度、扭傷，或者因為坐臥習慣不良而導致筋脈長期受壓，這些都會使肩部氣血瘀滯，運行不暢通，從而產生炎症。

對於肩周炎，關鍵在預防。肩髎穴、肩前穴、肩貞穴、陽陵泉穴、條口穴這幾個穴位，平時多按摩，都能發揮有效的預防作用。即使得了肩周炎，也可用它們治療。中醫把肩髎穴、肩前穴和肩貞穴稱為「肩三針」，都是用來治療肩周炎的穴位。對這個幾個穴位按摩或艾灸，可以溫經通絡，袪風散寒。

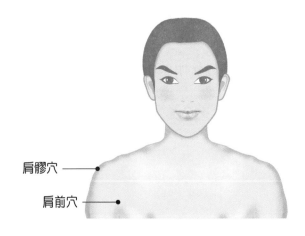

肩髎穴 ——

肩前穴 ——

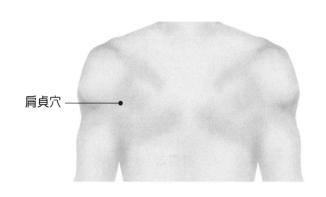

肩貞穴

　　肩髎穴位於肩部，當肩關節外展時，肩峰後下方會有一個凹處，肩髎就在這個凹陷的位置上。肩前穴位於肩關節前部，取穴時，手臂要自然下垂，腋前紋頭上 1.5 寸即是。肩貞穴位於肩關節後下方，取穴時採用正坐姿勢，肩部自然下垂，在上臂內收時，腋後紋頭直上 1 寸處即是。

　　陽陵泉穴位於小腿上，取穴時端坐不動，用手摸膝外側，會感到小腿上有塊突起，叫腓骨小頭，在腓骨小頭前下方凹陷處即是陽陵泉。陽陵泉屬足少陽膽經上的穴位，膽經循行在肩部，經絡所通，主治所及，刺激陽陵泉可以啟動膽經氣血，發揮通經止痛的作用。

　　條口穴是足陽明胃經上的穴位，位於小腿前外側，犢鼻穴（外膝眼）下方 8 寸處，距離脛骨前緣 1 橫指處。條口穴具有治療膝部痠痛、腳氣、兩足無力、轉筋、腳氣以及肩凝症等，最主要的是用它來治療肩周炎。

　　上述幾個穴位遠近搭配，能使筋脈疏通，氣血得到調和，平日還可以艾灸這些穴位分別 5 ～ 10 分鐘，或者做簡單按摩，有病則治病，無病也能產生保健作用，效果很好。

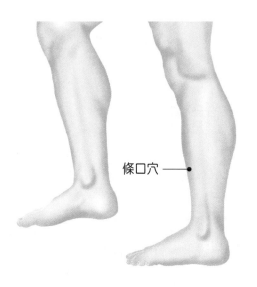

條口穴

2. 宣肺祛痰治打鼾

打鼾是由於肺氣不宣、痰堵氣道所致，所以治療打鼾，應從宣肺祛痰著手。按揉中脘穴、陰陵泉穴、天樞穴和豐隆穴這4個穴位即可。每天早晚各按揉1次，每個穴位按摩5分鐘，可以按照陰陵泉穴－豐隆穴－中脘穴－天樞穴這個順序來做。

中脘穴是腑的會穴，它對治療脾胃失調、運化失常所致的各類臟腑疾病有一定療效。肺臟病變的哮喘、咳嗽等以及脾虛所引起的痰多等問題，用中脘穴有很好的效果。中脘穴既能宣肺，又可以祛痰，所以中脘穴是治療打鼾的理想穴位。中脘穴位於上腹部，肚臍上4寸處。

天樞穴位於人體腹中部，距離肚臍正中2寸處，取穴時從肚臍正中向左或向右量二指即是，天樞穴是胃經上的穴位，靠近胃部，具有條理胃腸、補虛化濕的功能，用它和中脘穴，可以增強治療打鼾的效果。

陰陵泉穴是脾經上的合穴，具有調節脾臟的功能。脾主運化，利

水滲濕，而濕生痰，所以陰陵泉穴對強身、袪痰也能產生一定作用。陰陵泉穴位於小腿內側，脛骨內側髁後下方的凹陷處。

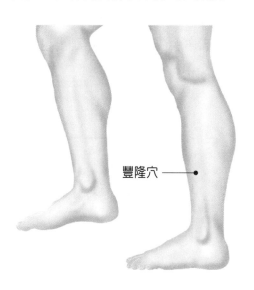

豐隆穴

豐隆穴也是一個袪痰止咳的要穴，豐隆屬足陽明胃經，是胃經的絡穴，聯絡著脾經。脾主運化，脾虛就會水濕不化，容易集聚而形成痰，豐隆穴具有調胃和脾兩大臟腑的功能，除濕袪痰效果也非常明顯。中醫常用它來治療哮喘、咳嗽等呼吸系統疾病，豐隆穴在小腿外側，外踝尖上 8 寸，外膝眼與外踝尖連線的中點即是。

3. 肺經上自有消炎藥──利用穴位還肺部健康

現在有許多人，動不動就常出虛汗、多喘，並且氣短，總覺胸口氣不夠用，時常情緒低落。肺在人體臟腑中所處的位置最高，所稱為「肺為五臟之華蓋」。它主要是負責把空氣吸入體內，並把它運送到、

分配到五臟中去，以維持生命活動。如果肺的功能出現了異常，人體就會口渴、咳嗽、上火、喘息，胸痛、心悸等症狀也會出現。隨後，人的皮膚就會變得暗淡，無光澤。許多肺不好的人往往是面色蒼白，聲音微弱、元氣喪失，而且連帶著會失去耐心。精神上也會因為一點點挫折，而導致神情黯然。

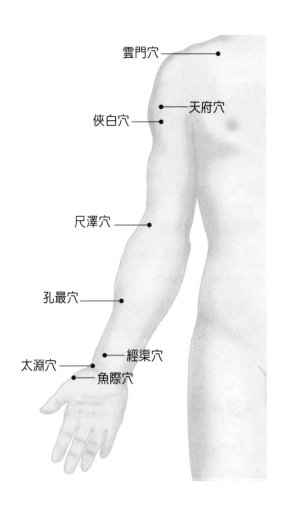

雲門穴

天府穴

俠白穴

尺澤穴

孔最穴

太淵穴　　經渠穴

魚際穴

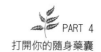

　　這些症狀在現實生活非常普遍，如果想保持肺部健康，那麼就要每天持續按摩肺經。肺經是以肺為中心，連接著胸、手、手掌以及拇指的經脈，當人體的呼吸系統受到傷害時，就應尋找肺經上的穴位，並對它們進行刺激，使氣血保持流暢，身體就會迅速恢復輕鬆。

　　肺經上的主要穴位有中府穴、雲門穴、天府穴、俠白穴、尺澤穴、孔最穴、列缺穴、太淵穴、魚際穴、少商穴等。這些穴位可以主治呼吸系統及本經脈所經過部位的病症，如咳嗽、氣喘、胸悶、胸痛、咽喉腫痛等。

　　對於肺經上的穴位，應該重點按摩魚際穴，此穴治療哮喘的效果最好。在按摩時，採用按揉的方法就可以。魚際穴在手掌大拇指側，肌肉隆起（大魚際）的邊緣，第一掌骨的中點。按摩該穴能清肺、理氣、利咽，主治肺熱所導致的症狀。

　　此外，太淵穴、經渠穴對治肺病也有很好的療效。如果總覺得氣不夠用，喘不上氣，點揉太淵穴就可以，該穴位是肺經上的原穴，補氣效果很好；經渠穴是肺經經水流經的管道，經有經過、路徑之意，渠是水流之道，按摩經渠穴能調整肺經，從而達到調理肺臟的功效。具體方法是，用大拇指按順時針方向按魚際穴 10 分鐘，然後再沿著太淵穴往經渠穴方向搓 5 分鐘。

　　保持肺部健康，平時要多注意肺部保養，注意把營養豐富的滋補食物融入到飲食中去，肺屬金，五色中白色也屬金，因此保護肺部應多吃一些白色食物，如百合、山藥、白梨、豆漿、蘿蔔等。

4. 女性乳腺小葉增生揉哪裡？

對於與女性乳腺系統相關的疾病有一部分是發生在哺乳期，如產後缺乳、乳炎；還有一部分是在月經前後，如經行乳房脹痛；最常見的就是乳腺小葉增生、乳癌。在這裡要提醒女性朋友，如果發現異常情況或不舒服，一定要去醫院檢查做診斷，以免耽誤病情。

中醫認為，循行在人體前面正中的一條經脈 —— 任脈，是調節全身陰經氣血的「統領」，又被稱為「陰脈之海」，與女性一些特殊的生理活動密切相關。任脈不通則表現為月經不調、帶下異常、經閉不孕以及胸腹脹滿疼痛等；任脈虛衰則表現為胎動不安，甚至流產，月經後延或者經閉，或者月經淋漓不盡等。對於女性的日常保健，調理任脈是不可缺少的，而膻中穴首當其衝。

膻中穴在胸部，胸前正中線上，平第四肋間，兩乳頭連線中點處。膻中穴治療範圍可概括為兩方面：乳腺系統疾病、心肺疾病。由於膻中穴屬任脈，靠近乳房，是專門預防、治療乳腺系統疾病的穴位，所以它又被稱為「婦科要穴」之一。曾有人用體表紅外線掃描，證實了在乳腺增生病患中，膻中穴要比其他地方紅外輻射強度低，這說明膻中穴是乳腺增生這個疾病的特殊病症反應點。

因而，在日常保健中，選擇自我按摩膻中穴是一個非常簡便易行、效果理想的方法。具體操作方法有揉法和推法，揉是用中指端來按揉，每次大約 2 分鐘而推是用雙手拇指指腹從膻中穴起沿前正中線自下而上推，要緩慢均勻，每次大約 2 分鐘。

5. 緩解心慌胸悶的「寬心」穴

　　至陽穴是緩解心慌胸悶的特效穴。它位於人體後背第七胸椎下。在這裡強調第七，是因為「七」這個數字有個特殊的含義。在十二地支中，陰陽的興盛正好是六支，如陽氣在子時開始升發，午時升到極點。第七支「午」在這有興衰轉承的作用。至，有極、最之意。在此處陽氣達到頂點。

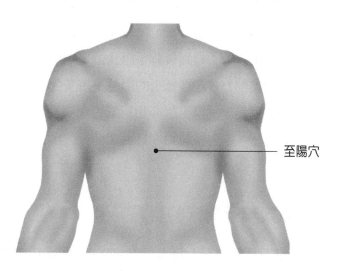

至陽穴

　　古人非常重視夏至、冬至這兩天，原因是這兩天為陰陽轉換的關鍵節氣，夏至是夏天的極致，而冬至是冬天的極致。過了夏至，陰氣生發，白天逐漸變短；過了冬至，陽氣生發，白晝逐漸變長。

　　在人體中也是如此，橫膈（胸腔和腹腔之間的分隔，它位於心臟和雙側肺臟的下面，肝、脾、胃的上方）以下是陽中之陰，而橫膈以上是陽中之陽。至陽穴是陽中之陰到陽中之陽之處，也就是背部陰陽交換之地。所以，一些寒熱交雜的病，如瘧疾等，按摩此穴會有很好的效果。

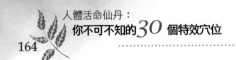
因為寒熱交雜相當於陰陽相爭，彼此勢均力敵，勝負難分。這時，刺激至陽穴，相當於給陽方派去一支生力軍。

至陽穴為後背督脈陽氣最盛之處，自然是陽光普照，全身受益。所以，此穴能治療很多疾病。對於常泡在酒桌上的人，至陽穴更是隨身攜帶的法寶。按揉它可以改善肝功能，現代醫學還證實，按摩至陽穴還能降低黃疸指數。

可是，至陽穴最「效忠」的還是心，有些人常常感到心慌胸悶、而且心跳較快，特別是心裡有事時，這種現象更嚴重，這時可以透過按摩至陽穴來調節。如果身邊有人幫忙，最好趴在床上讓親人給按摩。如果自己進行按摩，可以把手彎到後背，用食指、中指合力，力道要強一點，給至陽穴多加點動力，心慌氣短的問題不用多久就能解決。

其實，至陽穴就是一個堅定信心和正氣的穴位，當你緊張、心慌、混亂時，不要忘了它，它會隨時給你打氣加油。

6. 使用太沖穴和行間穴的奇蹟

不知你有沒有這種情況，每天早上起來就覺得胸口憋悶，情緒不好，總是高興不起來，而且還容易莫名其妙的著急。出現這種情況，去醫院檢查時並未發現臟腑器官的病變，但也不可忽視。此情況用「肝氣不舒」來形容更容易理解一些。古今有許多例子都能證明人情緒不好時免疫力會下降，繼續發展會影響到臟腑器官。

俗話說：「心病還需心藥醫」，這時可以用自身的穴位來幫助自己。其中，太沖穴和行間穴是最佳的選擇。

行間穴在腳第一、第二趾縫間，兩腳趾結合處的赤白肉際上，在

太沖穴前面。肝經的循行路線是自下而上，順經補，逆經瀉，所以應從太沖穴往行間穴上推。在推時要用力，要有痠脹感甚至有脹疼感才可以。

【具體操作方法】：每晚睡覺前，先用熱水泡泡腳，然後從太沖穴往行間穴推揉，單方向重複，每次按揉 3 分鐘。

飲食上要少吃痠味食物，如柑橘、山楂等，痠味入肝。平時最好少吃溫熱化燥的食物，如蒜、辣椒、桂圓等。

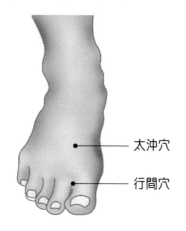

太沖穴

行間穴

7. 靈台穴——幫你參透清靜無為真諦的修心大穴

中醫把五臟六腑按其職能範圍給了它們一定的職務。其中，心，被稱為「心為君主之官」。而靈台穴中的「靈」指神靈，即心，而「台」指台基、高台，就是發號令的地方，顧名思義靈台就是君主宣德布政之處。類似於這樣的地方，一定是要乾淨、清淨，外人是輕易不能入內的。所以，古人說「靈台者，心也，清暢，故憂患不能入。」

說到這，大家會想到，這個穴的功能就是修心養性，專治神志病。古籍中有記載：「靈台無動謂之清，一念不起謂之淨。」有很多人每天

都忙於追名逐利，心裡很少有清淨的時候，所以就很容易被各種各樣的情緒病困擾，如憂鬱症、失眠等，雖然物質生活豐富了，卻感受不到幸福，這個問題就出在「心」。

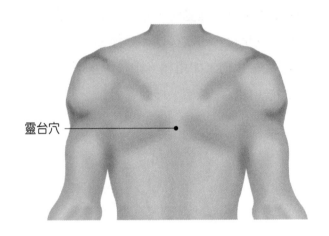

靈台穴

　　靈台穴位於人體背部正中線第六胸椎棘突下凹陷中，向上緊靠心俞穴和神道穴，是心所管轄的地方。所以，當人情緒不對，心情不好時，都應先想想，是不是從平時的生活中撿了許多「垃圾」扔在了靈台裡？這時要坐下來，先清掃一下靈台，回想一下最近有哪些不愉快的事，這些事情真的這麼重要，以至於為此寢不安，食不香，使自己憔悴不堪嗎？所以，要好好打掃一番，把「垃圾」徹底地從身體裡扔出去。因為只有靈台一塵不染，心才會專心地行使它的職能，使各個臟腑器官都做好本職工作，這樣人體這架「精密儀器」才能正常地安穩地運轉，應對生活中各種雜事。

　　所以，如果你時常感到情緒不對，如經常想哭，憂鬱，脾氣大，老想發火，沒什麼具體的事卻總是莫名其妙地睡不著等症狀出現時，可以用用靈台穴。具體方法，買一個按摩錘，空閒時在穴位處輕輕地敲

打。繩鋸木斷，水滴石穿，錘擊病去，只要能每天持續，心理與身體的那些「小塵埃」就會被敲走。

8. 穩心律的安心穴——太淵穴

提起「淵」，大家都清楚，就是深淵，水很深。「太」古義有大的意思。「太淵」就是很深、很寬的水。

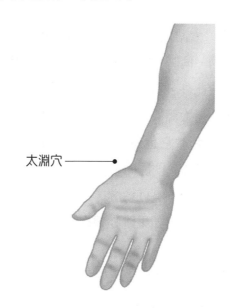

太淵穴 ———•

在人體當中，太淵穴所指的就是氣血藏得很深的地方。的確，太淵是肺經上的原穴，原同「源」，即生命的泉源。原穴所貯藏的就是腎的先天之氣，臟腑經絡的氣血只有得到元氣才能發揮作用，才能維持生命的正常活動。所以，此處的氣血較為旺盛。而肺，是相輔之官，能調節一身之氣，它的原穴一定是氣血充足，這就是取太淵這個名字的用

意。取穴時，先把左手掌心朝上，平放在腿上，在大拇指指根部腕橫紋下方，你會發現一塊突起的骨頭。用右手食指、中指和無名指同時放在此處，就像號脈，會感到有一處地方在跳動，這就是動脈在搏動，搏動的地方就是太淵穴所在的位置。

十二經脈的原穴基本上都位於腕、踝關節附近。既然是淵，脈氣肯定會藏得很深。所以，當人氣虛乏力時，刺激太淵穴，效果會更好。這就像儲備的糧食一樣，平時輕易不能動，等遇到饑荒時，可以拿出來很好地應急用。

現代醫學發現，太淵穴能加強肺的呼吸功能，進而改善肺的通氣量，降低氣管的阻力。同時，臨床實驗還發現，太淵穴對治療腦出血、咯血也有一定療效。此外，對血壓也有一定調節作用。但是，最有效的還是治心律不整，透過太淵穴可以很好地進行調節。

那麼，什麼時候刺激它是最有效的呢？肺經經氣運行時間是早上3～5點，太淵穴剛好位於號脈的地方，可用來探測心跳的速度。老年人一般醒得較早，早上天不亮就會醒。這時，把右手搭在左手手腕上，親自感覺一下自己的心律，如果跳動頻率不平衡、不規律，這時，太淵穴就能派上用場了。

【具體操作方法】：先在床上按揉一段時間，大概2～3分鐘，在心律平穩一些後，然後再穿衣起床。

心律不齊，在中醫學曆屬於「心悸」的範疇，引發的原因就是心氣不足。太淵穴是脈氣深藏之處，刺激該穴，能促進氣的運行，使氣上行。所以，不單是心律不整等疾病，平時，如跑步、走路，或者是其他什麼事情，導致上氣不接下氣，喘不上氣來時，也可以就地休息，揉一下太淵穴，提升中氣，以保持身體長久的活力。

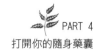
9. 肋間疼痛——身上自有解藥

　　肋間神經是由胸部到側腹部或者是由背後經過側腹部，一直延伸到胸前的神經。肋間神經痛就是沿著這條神經，經過胸部和腹部呈現半環狀的疼痛。

　　引發真性的、突發性的肋間疼痛原因至今尚不十分清楚，但症狀非常清晰，這種疼痛會因為咳嗽或者呼吸強弱而定，嚴重時可能會造成呼吸困難。在吸氣時會感到痛苦，吐氣則不會。但應注意的是有時會誤認為肋間神經痛，事實上是冠心病引起的心肌缺血或肋膜炎、帶狀皰疹早期。

　　真正的肋間神經疼痛有三種症狀，一是背側面有壓痛點，二是腋窩也是壓痛點，三是胸側面即痛點，輕輕一壓就會疼痛難忍。

　　為防止肋間神經痛的突發性，可以嘗試用指壓法，運用這種方法可以在病發半年內治癒。如果病發數年，只要維持每天指壓法治療，病症也能得到緩解。

　　治療肋間神經痛的指壓法：在前臂伸側正中距離腕橫紋三指寬處有一個外關穴；在足背小腳趾與第四腳趾間用指尖往上搓，到頭（兩骨結合處）就是足臨泣穴；用指壓兩穴時，一邊緩緩吐氣一邊輕壓 6 秒，左右各按 10 次就能緩解疼痛。

　　肋間神經痛有時不僅僅局限在胸部，背部和肚子也可能會疼痛。在此種情況下，只要運用穴道指壓法，也會見效。如果想效果更加明顯的話，在指壓前先用溫濕布覆蓋在患處。如果治療後還感到疼痛，那麼就再用溫濕布擦一擦患處，重新再用指壓一次疼痛常能緩解。

10. 壯旺肝腎按摩中沖穴

　　有些人的指甲上除了會出現橫紋外，有時還可能會出現皺紋。如果是年紀大了，倒不用大驚小怪，如果你是正當盛年，那麼對上述現象就不能忽視。

　　在指甲上出現皺紋，說明身體已經老化了。年紀不大但身體出現老化現象，顯然不是好現象。因而，如果指甲一旦有這種現象出現，就要特別留意了。

　　如果人的指甲內皮出現皺紋，則顯示肝與腎臟的功能開始衰弱。那麼就可以把它看為危險紅燈。肝、腎都具有排泄人體內廢物以及解毒的功能，所以，當肝腎的功能出現衰退現象時，就要格外小心了。

　　因為上述這種兩個主要內臟功能不健全的話，那麼廢物排泄就會有困難，進而會導致新陳代謝不良，甚至還會出現浮腫的現象。如果指甲內皮層出現了皺紋，就要立即採取措施，並對位於中指甲角拇指一側的中沖穴進行按摩，用自我按摩的方法有效刺激中沖穴，從而使肝、腎功能儘快恢復正常。

　　【具體操作方法】：用另一手的食指和大拇指夾住中指指甲角處按摩，力道要輕柔，時間次數不受限制。

11. 太沖讓脂肪肝與您絕緣

　　現在患脂肪肝的人是越來越多，尤其是一些中年男性，如果平時不加以鍛鍊，再加上飲酒過度，脂肪肝很快就找上身了。

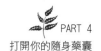

　　治病還要防患於未然，得了脂肪肝後治療就會很困難，所以對於這種病，預防是關鍵。平時，可以多揉太沖穴，對預防脂肪肝具有很好的效果。

　　提起太沖穴，人們首先會想到它的消氣功能。的確，對於總愛生氣的人，按摩此穴能起到良好的效果。但太沖穴護肝的效果也不可小看。

　　按中醫理論，誘發脂肪肝的因素是痰、瘀。如果喝酒過多或者吃了太多油膩的肉食，脾胃無法消化，就會使濕濁內生。如果濕濁之氣在體內鬱積太久，就會凝聚成痰。肝藏血，如果肝失疏泄，氣機不暢，瘀血就會內阻，痰瘀互結在內臟，從而形成脂肪肝。所以，治療脂肪肝要以疏肝理氣和活血化瘀為主。

　　而太沖穴是肝經上的原穴。「原」有本源、真元之義。原穴是臟腑元氣經過與留止的腧穴，就相當於元氣的集聚地。刺激原穴能激發元氣，從而能提升體內的正氣以抵禦病邪。每天抽出時間按摩太沖穴，能調理肝的疏洩氣機功能。肝的疏泄功能恢復正常了，就能把體內的痰瘀排出，並且太沖穴還具備補虛瀉實的雙重作用。除活血化瘀外，還能激發肝經的氣血，平肝潛陽、清肝利膽，從而達到補肝的效果。肝經的元氣充足了，肝臟的功能自然就能得到正常發揮，脂肪肝自然就會與你絕緣。

　　太沖穴在腳上，足背側，第一趾、第二趾的趾縫間向後三指寬兩骨結合部有一個凹陷處，太沖穴就在此凹陷中。按摩該穴時，先用溫水泡腳 10 ～ 15 分鐘，目的是舒活足部的氣血，然後再用雙手拇指指端著力，不斷地點按這個穴位，每次點按 30 秒，稍停一會兒，以感到痠脹感為度。共按 3 分鐘。此外，可以沿著骨縫的間隙按壓並前後滑動，

這樣反覆做 20 次，也可以產生同樣的效果。

用手按壓太沖穴時間久，會感到手指痠痛。這裡教你一個省力的方法，取 1 粒乾的豆，然後用膠帶把它固定在太沖穴上，這樣行走過程中，透過鞋面的律動擠壓就能刺激到太沖穴，簡單易行，可以試一試。

持續每天按摩太沖穴，既對肝臟有利，同時又有助於睡眠。中醫認為，心主神、肝主魂。在晚上睡覺時，神和魂都應回到人體內，如果神回去了魂卻沒回去，晚上睡眠自然就不會好。而按摩太沖穴，能使「魂」歸於體內，自然就會睡得香甜了！

逢年過節聚會，聯絡感情、放鬆緊張心情同時，不要忘記貪杯傷身，飲酒要適量。只有這樣，才能既享受到濃濃親情友情，又能遠離脂肪肝。

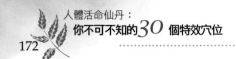 12. 胃痛？別怕，有梁丘

梁丘為足陽明胃經上的郄穴，郄穴是各條經絡上都有的比較特殊的穴位。它的功效可以用一句話概括—急病尋郄穴，當急性的胃痙攣、腹瀉等症發作時，按摩胃經的郄穴會迅速見效。所以，當胃痛突然發作，就可以在梁丘穴上外敷補益胃氣的甘草，效果真的不錯。

梁丘穴的位置很好找，伸膝用力時，膝蓋（髕骨）外上方肌肉凸出處外側的凹窪就是該穴。

由於梁丘是胃經上的「郄穴」，「郄」是「孔隙」的意思。郄穴常用來治療急性病和血症，屬陽經，陽經通常用來治療急性病，而陰經用來治療血症。梁丘在治療胃病方面有一定效果，所以，它還是治療一

般胃腸病的常用穴位。

　　針灸，一般需要專業人士操作，對於治療急性胃痙攣這種疾病，透過點、按、揉梁丘就能有很好的療效。同時梁丘穴對腹瀉、胃炎、痛經以及關節炎和膝關節周圍的病變也大有用處。還可每天用艾灸 10 ～ 20 分鐘，效果也非常好。

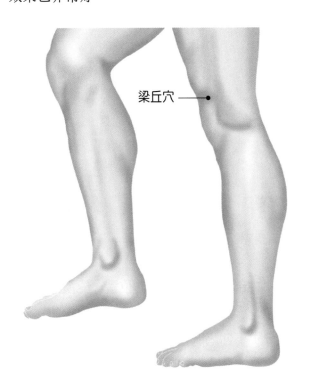

梁丘穴 ——

13. 讓你始終保持好胃口的神奇穴位

　　在現實生活中，有許多人特別是年輕人在生氣、傷心、緊張或生病時都不想吃東西。另外，還有一些人，尤其是女性朋友，為了減肥而強制節食，因此得了厭食症。其實，這些都是病理的最初反應，如果不

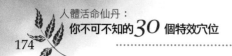
加以重視，一定會傷到脾胃。原因在於當人體需要進食時，脾胃功能往往處於虛弱狀態，胃氣也已受到消耗。越不吃，脾胃越沒東西轉化成氣血，脾胃、身體自然就會受損。那麼，身體出現這種情況時該怎麼辦？

最有效的辦法就是讓人立刻產生饑餓感。只有有了饑餓感，才會促使你進食，才能讓腸胃開始恢復正常功能。那麼，怎麼產生饑餓感呢？可以按摩然谷穴。

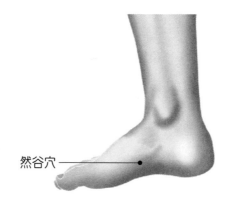

然谷穴 ———

在腳內側，足弓中部內側緣稍靠前的位置，能摸到一個骨節縫隙，就是然谷穴。「然」是「燃」的本字。而「谷」表示此穴位置在足內踝前起大骨（舟骨粗隆）下凹陷處，在此處，精氣埋藏得很深，所以叫做「然谷」。

還有些中醫學專家認為，「然谷」就是「燃穀」，有「燃燒穀物」之意。也就是說，該穴位是消化食物的重要穴位。所以，按摩然谷穴，會使人產生饑餓感；此外，按摩然谷穴還可以治療過度飲食後的不適感及減肥造成的厭食症，可以說它具有雙向調節的功能，持續每天按摩然谷穴，能使你的腸胃始終保持正常的活力和敏感。

具體按摩然谷穴的方法：用大拇指用力地往下按，按下去後要馬上放鬆。當拇指按下去時，穴位周圍以及整個腿部的腎經上都有強烈的痠脹感。但是隨著手指的放鬆，痠脹感會立即消失，等痠脹感減退後，再按照上面的方法按，這樣反覆做 10～20 次。如果感到痠脹感難以退去，最後再也不退時，說明見成效了。兩腳的然谷穴都要按，兩個穴位可以同時進行。

這種手法，原理在於：按中醫經絡學的說法，快速的、強烈的刺激是瀉，柔和的、緩慢的刺激是補。對於一個穴位，是用補法或瀉法進行按摩，所帶來的效果是不一樣的，甚至會相反。對於然谷穴，用的就是瀉法。只有把這個手法做對，才能有明顯的效果。否則，只是隨便按揉揉，雖然也會有效果，但是就要大打折扣了。

按上面的手法按完然谷穴後，人就會感到嘴裡的唾液腺興奮，唾液分泌得多了。大約在 20 分鐘後，就會產生明顯的饑餓感。這時，就可以吃東西了。但還要記住一點，千萬不能暴飲暴食，吃到七分飽就行了。平常體弱多病的人還要特別注意，「過猶不及」任何事情都不可以過度，做人做事都應該是這樣，經絡養生也是如此。

此外，然谷穴還是腎經上的滎穴。滎穴屬火，腎經屬水，然谷穴的另外一個作用就是平衡水火。

如果總想喝水，還心急，說明心火盛旺，揉揉然谷穴，就能用腎水把心火降下去。如果夜裡心煩睡不著，而且口乾，然谷穴也能幫上忙，在睡前揉揉它，不用多久你就會感到嘴裡唾液多了，喝水的欲望也不那麼強烈了，而且心也沒那麼煩躁，自然就可以踏實地入睡了。

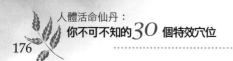

14. 治療燒心、噯氣的特效穴──中脘穴、第三厲兌

　　過度飲酒或抽菸後，心窩就像有火在燒灼似的難受，這種無法形容的感覺就可以稱為「燒心」。燒心是由於胃痠過多或者是胃中食物往食道逆流，或者是食道運動異常、胃內壓力增強而致。還有其他原因如食道潰瘍、胃炎、食道炎、胃潰瘍等等引起。在吃完飯或者吃點心後，或者是吃完栗子、柑橘、糕點等酸性比較強的食物時也會感到「燒心」。

　　在「燒心」的同時，還會噯氣，在噯氣中帶有的酸味之物又被稱為「吞酸」。雖然「燒心」與「噯氣」性質上不同，但有時也會同時發生。雖然噯氣是生理反應，它把胃中的空氣從口內排出，因此不用過分擔心，如果長時間出現噯氣，並且感到口臭、灼痛時，可能有潰瘍之嫌，要立即進行醫治。

　　經常在別人面前說話的人，會讓別人對你的噯氣產生壞的印象，因此要特別注意。特別是推銷員，給對方留下好印象是非常重要的。

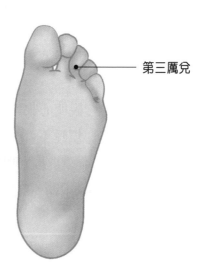

第三厲兌

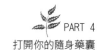

　　治療燒心、噯氣的方法，可以用指壓胸骨與肚臍連接線中央處的中脘穴，效果很好。一面吐氣一面用大拇指在該穴處用力地強壓 6 秒鐘，如此重複 5 次，胸部的難受感就會有所緩解。

　　其次還可以壓「第三厲兌」穴。第三厲兌穴在腳掌第三根腳趾的第一關節與第二關節之間，採用前面的按摩方法，用大拇指與食指用力地往向下壓，如此重複做 3 次即可。

15. 中醫幫你解決打嗝的困擾

　　在生活中，人們經常會出現一時不斷地打嗝痛苦難耐的情況，現在，看看中醫有什麼緩解打嗝的辦法呢？

　　從中醫學角度講，打嗝主要是因為飲食不節，正氣虧虛，從而才導致胃氣上逆，引起胃痙攣和膈肌痙攣，而產生呃逆。因此，如果要緩解此症狀，要疏通胃氣，才能使上逆的胃氣向下走。

　　中醫指出，治療打嗝，還有一個簡便的方法，即用喝口冷水的方法來解決，但是冷水不是隨手可得的，所以不妨試一試身上的治嗝穴─天突穴。此穴位於人體胸骨窩上方正中處，就是我們常說的喉嚨下面，兩個鎖骨中間凹陷的地方，一摸就可以摸到。天突穴就相當於肺與自然相通的通道，清氣在這裡進入肺部，濁氣又在此處呼出去。因此，按壓天突穴可以導氣，從而能緩解且抑制住打嗝。

　　那麼，該如何按摩此穴位呢？

　　具體操作方法，用手指壓住這個穴位不動，持續 2 ～ 3 分鐘。在按摩時，穴位處會產生痠脹感，這樣的力道就足夠了。

　　除了按摩穴位外，還可以按壓眼球。如果是因為受到寒冷刺激或

飲食所引起的打嗝，又擔心找不好穴位，可以閉上眼睛，分別用兩手的
兩根手指按壓在眼球上，按住不動，保持約 1 分鐘即可。

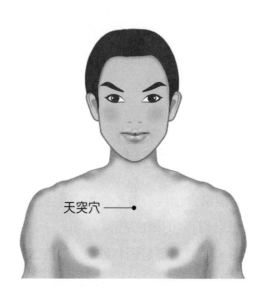

天突穴 ——

16. 補脾氣虛就選脾俞、足三里

提起脾氣虛大家也許會一頭霧水，但如果你有這些症狀，如一天
到晚總感到渾身沒力氣，還懶得動，做什麼事都沒心情，稍稍活動一
下，就覺得累；而且頭腦不清爽，頭昏，這些症狀就是中醫所說的脾氣
虛了。

千萬不要忽視這些症狀，如果輕視它，任由其繼續發展下去的話，
就是氣短、便稀、脫肛，精神上也會出現莫名其妙的不高興，胡思亂想、
心煩、膽小多疑等症，達到一定程度就是脾鬱，即抑鬱症的一種。這時
可以選用脾俞穴、足三里穴來對付它。

脾俞穴，是足太陽膀胱經上的穴位，是脾臟的精氣注入背部之處，與脾直接相連，所以刺激脾俞能很快恢復脾的功能。

刺激脾俞穴最好的方法就是拔罐，其次是按揉，還可以用艾灸，但所用的方法要隨季節而更換。早春、晚秋適合用拔罐；夏末、冬季適合用艾灸，夏冬兩季用艾灸不僅能溫補脾氣，還能祛濕，特別是夏末，這時天氣有濕有寒，用艾灸最合適。其他季節都以按揉為主。

每天晚上 8 點左右是脾經經氣最旺盛的時刻，這時候刺激脾俞穴效果佳，這時一天的工作已經結束了，並且運轉一天的「脾氣」已疲憊了，這個時段補，不僅能緩解一天的疲勞，而且還能為第二天積蓄力量。

脾俞穴位於脊柱旁開兩指直線上，平對著第十一胸椎（肚臍正對著脊柱的地方是第二腰椎，往上四指處是第十一胸椎）棘突處。

足三里穴，胃經上的合穴，是胃經經氣必經之處，如果沒它，脾胃也就沒有推動、生化全身氣血的能力。

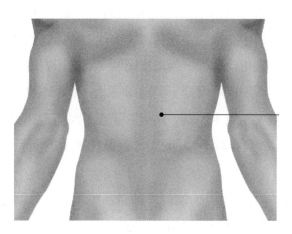

脾俞穴

要持續每天刺激足三里穴，或者用按摩錘進行敲擊，力量要以產生痠脹感為度，每次最好揉 3 分鐘。冬季可以用艾灸。

足三里穴位於外膝眼下四指，用同側手掌心蓋住膝蓋骨，五指向下，中指置於脛骨外側，其指盡處凹陷的地方就是足三里。

具體操作方法：每天飯前、飯後半小時按揉兩側足三里各 3 分鐘，左右交替進行刺激。晚上 8 點左右再在兩側脾俞穴上拔罐 15 分鐘，起罐後喝一杯溫水。

飲食上，脾氣虛的人宜清淡，盡量不要吃肥膩、油炸等不容易消化的食物，味道過鹹過辣的食物也要少吃，可以多吃稀軟容易消化的食物，多吃一些甘溫食物，如紅棗、山藥、板栗等，平時可以多熬小米粥喝。忌吃寒涼的食物，如梨子、鴨肉等。

17. 讓陽氣通行無礙的暖腰、止痛穴

提起陽關，相信大家都知道這兩句詩：「勸君更盡一杯酒，西出陽關無故人。」詩中的陽關是在甘肅，古代中原通往西域的門戶，也是軍事要地。因為它位於南面，所以稱陽關，與它相對的有一個重要的關隘叫玉門關。玉門關原叫陰關，與陽關一北一南相呼應，因西域輸入玉石取道於此，故又稱為玉門關，兩道關隘成了河西走廊的咽喉要道。

在人體上，也有兩道「關隘」，就是任脈上的關元穴和督脈上的腰陽關穴。

關元穴很多人都知道，位於人體腹部臍下 3 寸。關是關口，而元是元氣，關元穴是元陰和元陽相交之處。

腰陽關穴相當於關元穴在背部的投影，腰指位置在腰上，而陽指

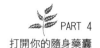

在督脈上，督脈是陽脈之海。腰陽關穴就是督脈上元陰元陽的相交之處。該穴在人體的位置類似於上文中的陽關，「戰略地位」非常重要，是陽氣通行的關隘。

腰陽關穴在人的腰部，背後正中線，第四腰椎棘突下的凹陷處，專門用來治療腰部疾病的穴位，特別是對急性坐骨神經痛、腰扭傷等治療效果更佳。如果發現腰部疼痛，可以趴在床上，用熱毛巾或熱水袋熱敷腰陽關穴，使這個部位保持熱度，每次熱敷 20 ～ 30 分鐘即可。如果身邊沒有合適的工具，可採用按摩方式，用大拇指在腰陽關穴的位置打轉按摩，每次按揉 100 下，這樣能很好地緩解腰痛症狀。

中醫學裡，把人體的頸、胸、腰椎分為三關，分別是風寒關、氣血關和寒冷關。而腰陽關就在第四腰椎上，正好在寒冷關中間地帶，這裡是陽氣通行的關隘。有許多老人一到冬季就感到後背發涼，原因是因為這裡的經絡不通，陽氣不能上行。這時，打通腰陽關穴，使陽氣順行而上，所有的問題就都迎刃而解了。

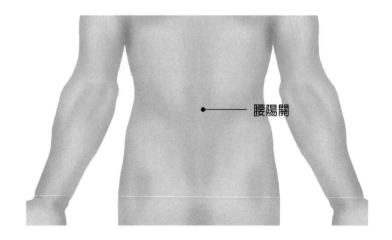

腰陽關

18. 治療氣血虛引起的痛經大穴──氣海穴、足三里

氣血虛引起的痛經主要表現在：來月經時或剛完的幾天，小肚子總是隱隱作痛，用手按著會緩和點；睡眠不好，躺下很久才能睡著，總做夢；此外，月經量少，而且顏色偏淡。臉上沒血色，舌苔偏淡。

現在，痛經是困擾許多女性的問題，因為痛得不嚴重，所以大家認為這不是什麼病，常常忽視它，事實上這是氣血虛的信號。如果人體本身氣血就虛，月經來時氣血會更虛，這樣就不能正常地為小腹的生殖器官提供營養，所以小腹才會感到疼痛。這痛就是虛症，中醫裡說「痛則喜按」，所以用手按著會舒服一些。此外，血虛也會使心失去營養，心神不安，所以睡覺就不會踏實。月經少，臉色發白，舌苔淡都是因為血虛引起的。

痛經是身體對人發出的請求信號，這時就需要及時補充氣血，在這裡選氣海和足三里穴。氣海還有一個眾人皆知的小名叫丹田，它是任脈上的穴位，同時也是任脈、督脈、沖脈所起的地方，更是全身氣血滙聚之處，所以補氣血名正言順。氣海穴位於肚臍下 1.5 寸處，可以先把四指併攏取臍下 3 寸，取其一半的距離就是氣海穴。用氣海穴補氣，依靠呼吸就足夠了。首先用手抵住氣海，然後用深吸一口氣，肚皮鼓起，之後把手緩緩地向下壓，肚皮回收，同時嘴慢慢地把氣吐出。每天做 10 ～ 20 次。

足三里是胃經上的合穴，可以直通胃腑，加強脾胃的消化吸收功能，使食物充分地轉化成氣血。它位於小腿外側，彎腿時，把四指併攏放在膝眼下方，小腿骨外側一橫指就是。

刺激方法是，把艾絨點燃，放在距離皮膚 2 公分的高度，使足三

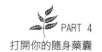

里穴感到暖暖的，注意不要太熱，防止燙傷。灸完後喝一小杯水，每天飯後灸 5 ～ 7 分鐘。

19. 指按天樞穴位止腹瀉，效果顯著

腹瀉，是指在一天內解 3 次以上稀便或者水樣便。中醫把腹瀉分熱瀉、寒瀉。熱瀉發病急，多是因為飲食不當所致，常常伴有嘔吐、腹痛和發熱；而寒瀉屬慢性，平時脾胃虛弱、消化功能失調，當腹部受寒或者吃生冷食物時，就會發生腹部隱痛、腹脹和腹瀉。

這時用指壓天樞穴來治療腹瀉，效果很好。具體操作方法是：天樞穴在臍旁 2 寸，左右各一。在治療前，應先排便，取仰臥位或者坐位，用食指和中指的指端，深壓住天樞穴大約 10 分鐘後，接著慢慢地抬起按壓的手指。通常按壓 1 次就能見效，使大便成形。而急性腹瀉每日可按壓 1 次，慢性患者可以隔日按壓 1 次。

天樞穴是胃經上的大腸募穴，是陽明脈氣所發之處，主要功能是理氣行滯、疏調腸腑、消食，是腹部上的重要穴位。經大量實驗和臨床驗證，艾灸或針刺天樞穴對改善腸腑功能，消除或者減輕腸道功能所引起的各種症狀，具有顯著的功效。

現代中醫常用它來治療急慢性腸炎、急慢性胃炎、腸麻痺、闌尾炎、細菌性痢疾、消化不良。配足三里穴主治消化不良、腹瀉；配上巨虛穴和曲池穴治療細菌性痢疾；配上巨虛穴、闌尾穴用來治療急性闌尾炎；配大腸俞穴、足三里穴主治便祕、腸麻痺。

20. 護理好長強穴不得痔瘡

　　長強穴為督脈上的第一個穴位。督脈是從小腹起自下而上，穿行在後背正中，統領人體陽氣的經絡。長強穴位於後背正下方，尾骨端和肛門連線中點處，督脈的起始穴，陽氣在此處開始生發。

　　有很多老人都知道，在治療孩童疾病中有個方法叫捏脊，捏脊開始的地方就是長強穴，從此處沿後背往上一直捏到後頸大椎穴，對治療孩童的消化不良、食欲不振、腹瀉等病有一定療效。因為長強穴振奮了人體內的陽氣，所以，中醫說「長強為純陽初始」。

　　「長」有長大、旺盛之意，而「強」有強壯、充實之意，「長強」合二為一，就意味著此穴的氣血非常強盛。古人還有一種解釋，叫「循環無端之謂長，健行不息之謂強。」意思是，人體的氣血是循環不息的，新陳代謝就在循環運行中完成。氣血運行正常，就能保持人的身體健康，否則，就可能生病。

　　在武俠小說裡，有一個非常神奇的練功方法叫「打通任督二脈」，打通後人的功力就能倍增。這就是道家的氣功功法——打通小周天（本義是指地球自轉一周，既晝夜循環一周；後經引申，被內丹術功法借喻為內氣在體內沿著任、督二脈循環一周，也就是內氣從下丹田出發，經會陰，過肛門，沿著脊柱督脈通尾閭、夾脊和玉枕這三關，到頭頂泥丸，然後再由兩耳頰分道而下，會到舌尖。與任脈相連接，沿著胸腹正中下還丹田。因它的範圍相對較小，所以稱為小周天），起始處就是長強穴。

　　打通任督二脈後，能不能使人功力倍增尚不確定，但是練習小周天卻能健體，被許多醫學者論證過。當然，長強穴功不可沒，因為它就是維持人體氣血能正常升降循環的穴位。

所以，對於一些中氣下陷證，如痔瘡、脫肛、便祕等，都能透過按摩長強穴來防治。具體操作方法：趴在床上，可以請家人幫忙艾灸長強穴，每次 20 分鐘左右感到穴位處發熱就行了。

　　如果覺得這樣操作不方便，也可以在臨睡前，趴在床上，把雙手搓熱，然後趁熱順腰椎尾骨向下搓，共搓 100 下，使長強穴感到發熱為止。實際上，用針刺激長強穴，能改變大腸收縮和舒張的狀態，進而改善便祕，已得到科學證實。但是，用針灸需要專業人士來進行才可以。

　　古人云：「和則一，一則多力，多力則強，強則勝物。」也就是說，把力量合在一起，人就會變強大，就有了抵抗外邪的能力。按摩長強穴，相當於把手上的力量放在長強穴上，助長強穴一臂之力，這樣疾病就會消失。

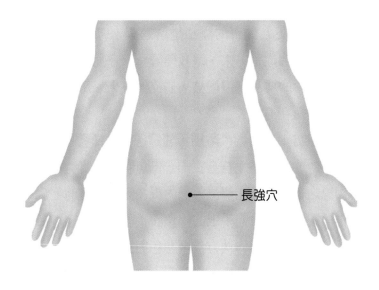

長強穴

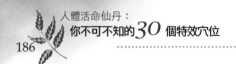

《四》
四肢

1. 緩解手指痠痛的神奇「密碼」

　　魚際，簡單理解就是魚腹。關於這個魚腹，還有一個浪漫的詞語，叫「魚傳尺素」。以前通訊不發達，如果想和遠處的親人聯絡，只能用書信。可是書信該怎麼傳到呢？除了熟人相帶、驛館傳遞之外，中國人還發明了很多方法，如人們熟知的「雁足傳書」，把信繫在大雁爪上帶過去。

　　此外，還有一個更為神奇的辦法是透過魚來傳信，有一首樂府詩寫的就是這個，說「客從遠方來，遺我雙鯉魚。呼兒烹鯉魚，中有尺素書。」「魚傳尺素」的典故就這樣被人們流傳下來。意思就是把書信藏在魚肚子裡，透過魚在河裡

　　游動，帶去遠方，表達親人離別希望透過書信抒發思念之情。

　　「魚腹傳書」的故事不太符合實際，但魚腹裡確實有很多好東西，雖然不能解相思之苦，但是能解決人體內很多大大小小的毛病。當然，這裡所說的「魚腹」是指我們手上的「魚腹」，即魚際穴。攤開手掌，手掌比較靠近大拇指和小指的地方皮膚顏色與別處不一樣，肌肉隆起、泛白，這兩個地方一塊大一塊小，大的叫大魚際，與拇指相連，而魚際穴就藏在此處。

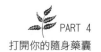
這個地方黑白分明，陰陽交關，對現在上班族因過度使用滑鼠而造成的「滑鼠指」、「拇指一族」等該穴具有很好的保健作用。除了常規按摩方法外，該穴還有一個簡便的方法，如在工作中，敲鍵盤感到累了，這時可以稍停一會兒，把手放在桌子上，魚際處要抵著桌子，在桌子邊緣進行蹭擦，這樣就可以刺激到魚際。

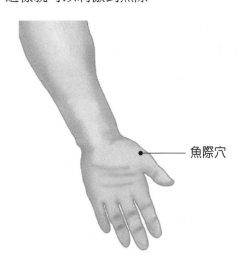

魚際穴

除此之外，在坐車時，你可以用另一隻手大拇指在魚際穴附近上下地推動，一直推到掌側發熱，這樣既避免了坐車時的無聊，同時也可以簡單地刺激到魚際穴。

2. 祛風除濕，膝蓋不痛的關鍵穴位

有許多老年人會一邊走路一邊喊疼，明明只有幾步路可是還需坐車；上完廁所後，膝關節會感到鑽心的疼痛，只有在別人的幫助下才能站起來。這種情況，老年人多是患了增生性膝關節炎，也叫「膝痺症」。

膝關節疼痛是由於骨刺引發的，骨刺就是骨質增生。關節退化實際上是一個零件磨損過程，在長期壓力、拉力和損傷下導致骨和骨之間的半月板變薄，而潤滑液減少，久而久之兩側的骨頭貼在一塊，長時間向一個方向用力，骨頭就會往一邊偏，根據生物力學原理，為了尋求平衡，而另一側骨頭就會增生出相應的骨骼來。這就是所謂的代償性骨質增生發病原理。除此之外，骨質疏鬆、腰肌勞損也是骨質增生的誘因。

　　怎樣對付膝關節病？就找特效穴位血海穴、梁丘穴、足三里穴、陽陵泉穴、懸鐘穴和犢鼻穴。

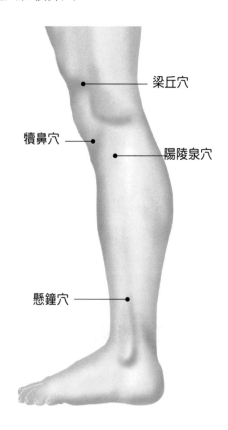

梁丘穴

犢鼻穴

陽陵泉穴

懸鐘穴

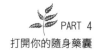
血海穴位於人體大腿內側，髕底內側端上方2寸，在股四頭肌內側頭隆起的地方即是。血海，氣血的海洋，同時也是理血的要穴。

梁丘穴位於大腿前面，髂前上棘和髕底外側端連線上，髕底上方2寸處。它也是理血要穴。中醫學講究治風先要治血，膝關節病大多是因風邪入侵而引起的，所以要用血海穴和梁丘穴來疏通膝蓋局部的氣血。

犢鼻穴位於膝蓋外下方，在取穴時先屈膝90°，這時膝關節髕韌帶的外側會有一個凹陷的地方，俗稱膝眼，犢鼻穴就在此處。該穴對治療膝蓋疾病有一定療效。

足三里穴位於犢鼻穴下3寸，它是能保證身體健壯的要穴，它除了能調節脾胃，還能疏風化濕，扶正祛邪。所以足三里穴是用來散寒、祛濕的要穴。

陽陵泉穴位於小腿外側，腓骨頭前下方凹陷的地方。而懸鐘穴位於小腿外側，外踝尖上方3寸處，腓骨前緣凹陷的地方即是。這個穴位具有通經絡、祛風濕的功效。

對以上幾個穴位進行按摩，具體方法：用拇指掐按，或用拇指指腹點按都可以，每個穴位按摩3～5分鐘，每天1～2次。

還可以用艾條灸，重點是灸犢鼻穴10～20分鐘，直灸到皮膚發紅，其他幾個穴位要灸5～10分鐘，每天1次。

或者把少量的防風、紅花、獨活、五加皮、延胡索、艾葉、川芎這些藥材各取適量裝入一個布袋，加熱後敷在患處，或者用布袋包裹煎湯藥剩下的藥渣，趁熱敷在患處。

還有些老年人認為，增加運動量就能「磨」掉骨刺，事實上這是不科學的。老年人在晨練時要注意負荷不能過大，不可以長久重複做一種動作，多進行騎車、游泳等不負重的運動。這樣既能得到運動量，又

能使膝關節得到充分的休息。老年人爬山鍛鍊，因為在下山時自身體重
再加上下衝力會加大對膝關節的磨損，所以如果在情況許可下，最好是
坐交通工具下山。

很多人都知道要防止鈣流失，對付膝關節病也是這樣。當女性閉
經後，鈣流失會加重，可以適當補充雌激素，以減少鈣流失。平時可多
吃一些黃豆、豆漿等富含天然植物雌激素的食品。老年人滋養骨質，還
需多吃膠質較豐富的食物，如肉片、蹄筋等，多喝黏稠的粥湯，或者是
黏性比較多的食物，如紅薯、馬鈴薯、山藥、芋頭等。

3. 兩個穴位「趕走」小腿靜脈曲張

人體上有兩個穴位，可以幫你「趕走」靜脈曲張，那就是承山穴、
湧泉穴。小腿靜脈曲張是由於長期久坐或長時間站立所致，中醫認為是
膀胱經不通暢。在治療過程中要做好長期打算，類似於通下水道，多年
造成的堵塞不可能一下就打通，必須一點一點地治療。

持續每天按揉承山穴，該穴位於人體小腿後面正中，委中穴和崑
崙穴之間，伸直小腿或者足跟上提時，腓腸肌肌腹下面出現的尖角凹陷
處即是該穴。兩側的承山穴都要按，不受季節、時間限制。貴在持續，
首先就應該打消速效的念頭。

此外，每天要點按湧泉穴。湧泉穴位於足底，在第一、二趾縫和
足跟連線的上中 1／3 交點處。具體操作方法：每天先用熱水泡腳 20
分鐘，然後再點按兩側的湧泉穴，每個穴位各點按 3 分鐘，以產生脹
痛感為度。

趴在床上，讓家人從腳踝開始沿小腿後往上推，要有力道，用掌

根，在推時會感痠脹感，單方向反覆做 15 次。接著再點按兩側承山穴 3 分鐘。

從中醫學角度講，靜脈曲張是由於有瘀血，因而需要活血化瘀。

下面給大家介紹一個祕方，僅供參考：當歸、紅花、川芎、牛膝各 15 克，半盆水，約 2000CC，量多了可加藥。大火煮沸後，再小火煮 10 分鐘。在這過程中，把藥鍋蓋上以免藥性流失。煮好後，把小腿放在上面熏，一定要小心避免燙傷。等感到藥水稍微有點燙再泡腳，直到泡透。摸上去感覺腳底很軟，並且覺得有點發燙為止。泡完腳後最好做一個簡單的「足療」：從內側太溪穴往腳跟方向和趾腳尖方向推。

把泡腳和足療這兩者結合起來，持續使用不久就會獲得事半功倍的效果。另外，每天要慢步走一會兒，以不感到累為度。晚上睡覺時要把腳墊高 10 公分，這樣有利於血液回流。

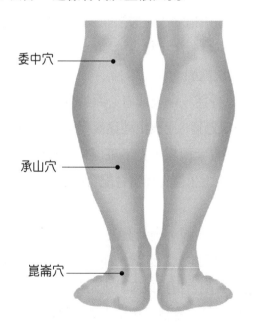

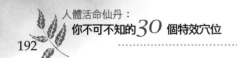

五
其他

1. 危急時刻找人中

　　人中穴，俗稱救命穴，在中醫學裡它又稱為水溝穴，該穴於位於上嘴唇溝（人中溝）的上三分之一和下三分之一交界處，是中醫「醒腦開竅」的重要穴位，同時也是一個重要的急救穴位。當人中暑、中風、中毒、過敏、跌扑及在手術麻醉過程中出現呼吸停止、昏迷、血壓下降和休克時，醫生用食指和中指端放在拇指面，以增強拇指指力，用拇指端掐按人中溝中上處，強行刺激，每分鐘 20 ～ 40 次，每次連續做 0.5 ～ 1 秒，這樣患者能很快甦醒。

　　此外，當對象不是昏迷、暈厥或者心跳驟停的患者，在用力時要輕柔，緩慢地按，不可以過猛，應該由輕逐漸變重，再由淺入深。同時，盡量不使被掐部位出現青紫現象，更不可以掐破皮膚。在掐後輕揉局部，以緩解疼痛。在臨床上，醫生通常會配合揉法一起用，組成掐揉複合手法。

　　對於輕度昏迷的患者，輕、淺刺激人中穴能使他很快甦醒；但是對於嚴重的患者，必須對人中穴深刺激，而且要加重。為加強醒目、醒腦和清心等效果，還可以配合指掐或者針刺睛明穴、承漿穴、合谷穴、湧泉穴、四白穴和魚腰穴等。當然，危重患者要盡快送醫院，以免延誤

最佳搶救時間。

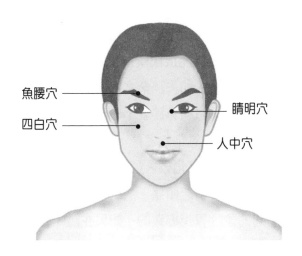

魚腰穴

睛明穴

四白穴

人中穴

　　人中穴的急救作用，不僅是中醫學的共識，而且還得到了西醫的科學證實。首先。刺激人中穴能升高血壓，在危急時刻，升高血壓能保證機體各個重要臟器的血液供應，從而維持生命活力，而有節奏性、連續性或者強力刺激人中穴，能使動脈血壓很快升高。其次，對人中穴進行刺激，會影響人的呼吸活動，如連續輕弱刺激人中，會使呼吸持續性興奮；而對人中進行連續強刺激，會引起吸氣持續性抑制；適當地有節奏性地刺激，有利於節律性呼吸活動的運行。

　　用人中穴救昏厥等急症，既簡單，又容易掌握。在缺醫少藥情況下，確實是救命的法寶。

2. 治療宿醉的穴位

　　不管是公私應酬，還是朋友聚餐，酒是最好的「助興劑」。但如

果豪飲過度，一定會宿醉。宿醉症狀有兩種，一是頭痛、眼睛腫脹，二是說話就滿腦子迴響，這種類型多以頭痛為主。還有一種是情緒不佳、嘔吐等症狀。如果嚴重，上述這兩種症狀可能同時發生。

通常只要好好休息一天就能很快恢復，這天卻沒辦法工作。因此，嗜酒者要有獨特的應對方法。如去洗桑拿浴，把汗排出或者大量飲水以排出酒精等。但如果嚴重，這些方法就不一定有效了。

酒精在人體內往往會被氧化為乙醛，再轉化成乙酸，而乙酸在體內會徹底代謝分解成水和二氧化碳。如果過度飲酒，就會破壞這種平衡，由於乙醛的累積從而會引起頭痛。然而，噁心、嘔吐卻是因為吸收了過量的酒精而引起的急性胃炎導致的。如果在嘔吐時把胃中之物全部吐出來，倒會感到舒服。如果飲酒過量而手指出現浮腫，甚至還會神志不清，都可能是酒精中毒，這不容忽視。

這時，可以用指壓穴位來解決。如果酒後感到有些頭痛，敲打頭頂的百會穴或者位於後頸部的天柱穴都會有得到緩解。或者是指壓第九、第十根胸椎間旁開 1.5 寸處的肝俞穴，也有助於胃功能恢復正常，對治療宿醉有顯著功效，在指壓肝俞時，最好是握拳猛打。

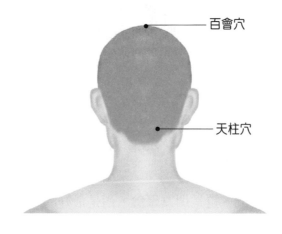

百會穴

天柱穴

如果感到胃部悶脹，情緒不好時，可以用力壓住肚臍上下左右 3 公分的地方 6 秒，這樣反覆做 10 次就能見效。

3. 建里穴是體虛之人最好的溫和平補藥

如果覺得體虛了，不用吃藥，建里穴就是最好的溫和補藥。它位於臍上 3 寸處，即中脘穴下 1 寸，下脘穴上方 1 寸處。「建」有建築、建立之意，與「健」相通；「里」有居的意思。

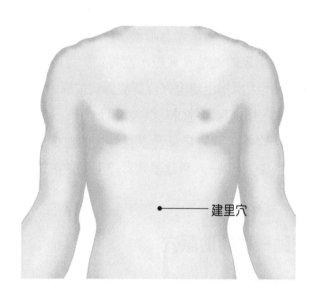

建里穴

當食物入胃後，一開始並不會生化成精微物質，而有一個消化過程，直到建里穴，中焦脾胃之氣才逐漸形成，臟腑才會因此而變得強健。就像人們蓋房子一樣，先要打好地基，地基打好了，上面的門窗樓臺才能建成。

古人認為，胃有五竅，而這五竅都是胃氣出入之處，也就是胃的

門戶。一旦人體出現呃逆等與胃相關的症狀時，可以刺激建里穴，先強壯根基，中和胃氣然後再打通門戶，使五臟可以「安居樂業」。

在刺激建里穴不見成效的情況下，可以加用其他的穴位，透過吐瀉等方法把外邪驅逐出去。但需要注意的是，無論用哪種方法解決症狀後，還要刺激建里穴以鞏固療效。這相當於病要三分治七分養，刺激建里穴是養的過程，也是善後的過程，在此過程中做得好不好，將直接關係著胃對外邪的抵抗力是否強大，因而不能輕視。

建里穴，實際上是一個補穴，具有很好的和胃安神的效果。那麼，什麼時候適合補呢？就是吃不下去東西時。俗話說，民以食為天，人們把吃飯當頭等大事。但是，人體有時候卻會因為某些原因對食物存在抵觸情緒，所表現出來的就是食欲差、沒胃口。這時，建里穴就派上用場了。沒事時，用大拇指沿建里穴位置旋轉式按摩，每次按摩 100 下，這樣對促進食欲，增進身體健康有很大幫助。

脾胃為後天之本，脾胃之氣乃滋養身體的重要成分，而脾胃之氣就在建里穴處生成。所以，刺激建里穴實際上就是在養實身體「根基」。

4. 讓你安睡一宿的助眠穴

神門穴是手少陰心經的穴位之一，在手腕部，腕掌側橫紋尺側端，尺側的腕屈肌腱的橈側凹陷之處。取穴時可以把手掌向上，手掌小魚際靠手腕處有個突起的圓骨，從圓骨後緣向上用手按，會按到一條大筋，這條大筋的外側緣和掌後橫紋的交點處就是神門穴。

心主神明，心藏神。從字義上看，神門穴善治「神」類疾病。所以，神門穴對治療各種神志疾病有一定緩解作用。

內關穴位於前臂內側，腕橫紋上 2 寸處。它是手厥陰心包經上的絡穴。心包具有代心受邪的作用，用心包經的絡穴來調節心包功能，也就是在調節心的功能。神門穴和內關穴配合，能寧心安神，針灸醫生常把它作為治療失眠的主要穴位。

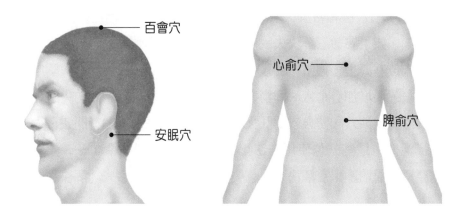

　　百會穴位於頭頂，前髮際直上正中 5 寸處。它是手三陽經、足三陽經、足厥陰經和督脈交會的地方，通常所說的「三陽五會」指的就是百會穴。百會穴具有提陽氣、醒神開竅的功能，是治療肝火旺盛、氣血不足、風邪侵襲引起的各種頭痛、頭昏以及頭頂痛的首選。

　　治療失眠，常常單獨灸百會穴會有良好的效果。晚上臨睡前，先把百會穴周圍的頭髮分開，使頭皮露出來，然後把艾條點燃，放到距離頭皮 2 公分左右處隔空較溫和地灸，以頭皮感到溫熱為度。每晚灸 15 分鐘左右，有利於入睡。此種方法對女性產後失眠效果很好，患產後失眠的人，用這個方法，每天灸 1 次，連續灸 4 ～ 5 天可治癒失眠問題。

　　安眠穴通常是治療失眠的特效穴，善治失眠。安眠穴是經外奇穴，位於項部，翳風和風池之間。取穴時，先找到位於耳垂後下方凹陷處的翳風穴，然後再找到頸後大筋外側緣的風池穴，接著用手在兩點間畫一

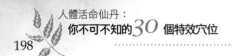
條線，線的中點就是安眠穴。

　　這 4 穴是治療失眠的基本穴，自我治療則可以採用按摩法，每個穴位各按 3 ～ 5 分鐘，每天 1 ～ 2 次。艾灸效果會更好，可用艾條溫和灸，每個穴位灸 10 ～ 20 分鐘，睡前灸對入睡困難的人有很大幫助。

　　這 4 個穴位相當於人體裡的安眠藥，用它們來治療失眠，是治標不治本，如果要徹底解決失眠問題，還要結合導致失眠的幾種原因，在使用穴位基礎上，適當增加幾個「治病根」的穴位。對於心脾兩虛造成的失眠，要增加心俞穴、脾俞穴、三陰交穴；腎陰虛所致的失眠，增加太溪穴、太沖穴和湧泉穴；肝火旺盛所致的失眠，增加行間穴、太沖穴和風池穴。這些穴位使用方法比較簡單，可分別按摩 3 ～ 5 分鐘。治病要標本兼治，只有解決了引起失眠的原因，才能徹底地解決眠問題。

5. 嗜睡怎麼辦？

　　嗜睡，即多寐，特點是不分晝夜，時時刻刻都想睡覺，叫他能醒，醒後又想睡。從中醫學角度來講，嗜睡的發生多和脾虛濕困有關。還有在病後或者營養不足、困倦無力而導致的嗜睡症。

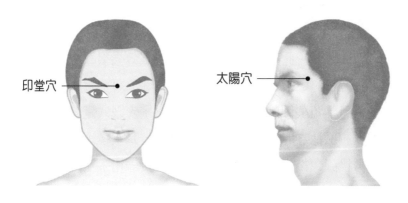

印堂穴　　　　　　　　　太陽穴

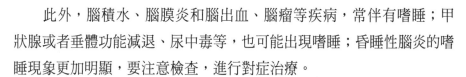

　　此外，腦積水、腦膜炎和腦出血、腦瘤等疾病，常伴有嗜睡；甲狀腺或者垂體功能減退、尿中毒等，也可能出現嗜睡；昏睡性腦炎的嗜睡現象更加明顯，要注意檢查，進行對症治療。

　　中醫治療嗜睡，就是補益心脾，並調和陰陽，可以選擇的穴位有印堂穴、太陽穴、迎香穴、風池穴、肺俞、肝俞、曲池穴、少商穴和足三里穴等。

　　具體操作方法：先把雙手手掌搓熱，像洗臉一樣摩擦面部到透熱。或者用按揉法，用右手中指指肚分別按揉印堂穴、百會穴；用兩手食指指肚按揉太陽穴和迎香穴；用雙手拇指指肚按揉風池穴、翳風穴；用雙手拇指指肚分別按揉曲池穴、二間穴和少商穴；用雙手拇指指肚同時按揉足三里穴。

　　其實，導致嗜睡的因素很多，這種方法治療效果不好的人要根據發病原因進行治療。

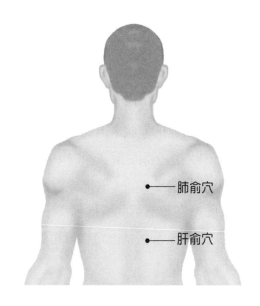

6. 矯正焦躁性格

俗話說：「急躁則吃虧。」但在現在繁忙的生活中，人們壓力普遍較大，只要碰到稍不如意的事就會焦躁，這在所難免。但我們不能讓焦躁來左右自己的人生，否則對自己是一大憾事。

同事無意的話語中傷，會令你衝動性地咆哮嗎？可是這瞬間的焦躁，就會失去同事對你的信任，失去信任的人可以說是悲哀的，不管你怎樣賣力地與人和好，別人就是不敢接近你。有的人在家中對太太無緣由地施以暴力，這種情況即使對彼此親密了解的夫妻來說，也是難以接受的，結局很可能造成妻離子散。因此，焦躁性格不能有。

焦躁對一些患高血壓的人有很大影響，很可能成為猝死的原因。因此，無論遇到何種事情，最好是付之一笑。

焦躁是由於怯弱、身體不適造成的，為了消除自卑感，就會陷入歇斯底里，但事後回想起來自己竟然做出不合禮儀的舉動，就像孩子吵架一樣。其次，壓力也會使人神經過敏或者精神焦躁。這種人對於別人的腳步聲、談話聲都很在意。對平常事馬虎，但對下屬打哈欠卻會大發雷霆。因此，對於有這種表現的人要及時治療。

事實上，焦躁是精神異常的症狀。因此，如果精神狀態無法安定，那麼也無法治好焦躁，特別是必須使散在體內中樞部的上頸交感神經、迷走神經、三叉神經、中樞交感神經、臉部神經、腕神經等安定。

先把兩手的拇指強壓在背部第九胸椎棘突下旁開 1.5 寸，在指壓時，挺胸，一邊緩緩地吐氣一面按揉，這樣反覆做 20 次，這個穴位叫肝俞穴，能祛除全身的倦怠感。

同樣，用指壓胸劍結合部下 1 寸的鳩尾穴，持續按壓 20 次，且維

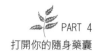

持每天操作，既能養成冷靜的判斷力，還能祛除自卑感與焦躁的情緒。
此外，容易焦躁的人會因消化不良而消瘦，這種人最好要多做深呼吸。

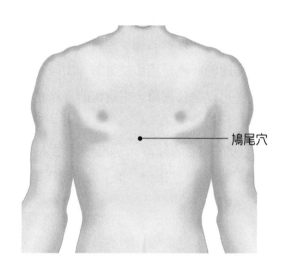

鳩尾穴

7. 身柱穴——人體的頂樑柱

身柱穴，「柱」在古代是樑柱，即在房子中直立的起著支撐作用
的物材，而身柱在人體中也具有同樣的作用。它位於人體後背兩個肩胛
骨的中間處，第三胸椎棘突下凹陷中，上方接頭部，下面與腰背相連。
人們都喜歡說一個人負擔重時，總喜歡說他是「上有老，下有小」，家
裡的「頂樑柱」，事實上就在說他在家裡所負擔的重要作用。身柱也是
人體的「頂樑柱」，如果想五臟六腑、四肢百骸都能正常地工作，不出
問題，就要照顧好身柱穴。

身柱穴能治療的疾病有很多，如肺氣不足產生的哮喘，腦力不足
出現的眩暈，脾氣虛弱導致的下陷脫肛等，都屬正氣先虛，督脈上的陽
氣無法上升造成的，在治療時，最重要的是補足正氣，扶正祛邪。顯

而易見的，此穴最大的用途就是增強體質，強身健體，提高人體的抵抗力。建議抵抗力弱的老人和孩子，更應該注意這個穴的刺激。除了艾灸之外，按摩刺激的效果也比較好。年輕媽媽在睡前，經常給孩子揉一揉，這樣既能免去孩子吃藥打針的痛，同時又能讓孩子深深體會到媽媽的愛意，這對心理健康的好處是無法估量的。由於該穴在背後，在按摩時可能不太好著力，可以拿枚硬幣，用硬幣的邊緣在身柱穴處上下地滑動按摩。

如果年輕人能時常給老人按摩，那更是給老人心理的最好慰藉。「夕陽無限好，黃昏景更佳。」這份「景」大多時候是要靠年輕人營造，為親人精心佈置。

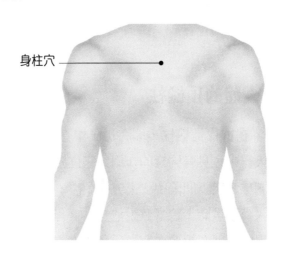

身柱穴

8. 身體裡的「阿斯匹靈」

發熱，是人們最為常見的病症。導致發熱的原因很多，不管是外感，還是內傷引起的，是寒邪還是熱邪所造成的，都有一個共同點：體

內氣機不暢通、內外不通，從而使人體不能內外通調，陽氣被關在體內，從而形成熱和火。

在人體上有幾個能退熱的特效穴位，即大椎穴、曲池穴、合谷穴和外關穴，這些穴位退熱效果很明顯，所以常被稱為身體裡的「阿斯匹靈」。

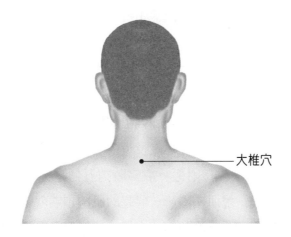

大椎穴

大椎穴是一個很有用的穴位，在頸部後正中線上，第七頸椎棘突下的凹陷處。當取穴時，低頭，頸部與背部交界處有個高突而且能隨著頸部左右擺動而轉動的骨頭即第七頸椎，它下緣的凹陷處即是大椎穴。

大椎穴是督脈、手三陽經和足三陽經的交會穴。督脈循行在人體背部正中，統管著一身的陽氣，人身上的六條陽經和督脈相交，都由督脈統領，所交之處就是大椎。陽主表，而大椎是督脈和身體上十二正經中所有陽經的交會點，所以大椎穴是「純陽主表的穴位」，善治一切表證。什麼是表證？表證就是病變部位在體表、病情比較淺的病症，如自汗、蕁麻疹等。大椎穴是常用來解表退熱，特別善於治療因外感寒邪導致的熱病。用大椎穴能清熱解毒，用大拇指用力地掐按 5 分鐘左右。

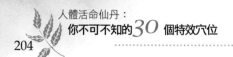

曲池穴是清熱解表的特效穴位。曲池穴在肘部，位置很好找，透過名字就能看出來。「曲」是彎曲，彎曲肘部的關節；而「池」是池子，凹陷的地方。當盡力彎曲肘部時，肘關節橈側有一個肘橫紋，曲池穴就在肘橫紋頭上。

曲池穴是手陽明大腸經上的穴位，中醫認為陽明經是多氣、多血的經脈，氣充足，血液充足。而肺主皮毛，風寒外邪侵犯人體時，首先要與體表的皮膚和毛髮接觸，這樣一來肺就會受到傷害，而引發呼吸系統病症，人就會出現咳嗽、發熱等表證。手陽明大腸經和手厥陰肺經相表裡，可以把這兩條經絡形容成十二正經中的一對夫妻，調節手陽明大腸經的功能同樣可以治療手厥陰肺經上的問題，所以曲池清熱解表的功能很好，對治療感冒、發熱、哮喘及皮膚病很有療效。

合谷穴處於手的虎口附近，取穴時把五個手指併攏且伸直，拇指和食指掌骨間會有一塊肌肉隆起，隆起的肌肉頂端就是合谷穴。合谷穴屬手陽明大腸經，和手厥陰肺經相表裡，功能與曲池穴相仿，所以它也是清熱解表的特效穴位。

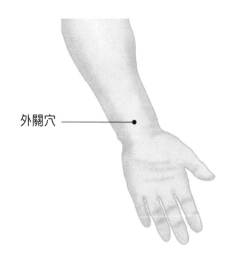

外關穴

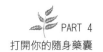

外關穴位於人體前臂的背側，腕背橫紋上 2 寸處。取穴時，在腕背橫紋中點向上取二橫指即是。

外關穴位是八脈交會穴之一，通奇經八脈中的陽維脈。而陽維脈的主要功能是「主一身之表」，高熱是典型的表證，因為外關穴是解表退熱的要穴，熱病、感冒、瘧疾等常見表證都可以用外關穴來治療。

具體操作方法：首先用食指尖用力地掐按大椎穴，每隔 5 秒放鬆一兩秒，然後再用力掐按，再放鬆，這樣做 3 分鐘左右。接著把拇指放在大椎穴上，用拇指肚用力地點按大椎，按一下再鬆一下，然後再按一下再鬆一下，這樣反覆按 2 分鐘。再用大拇指和食指捏住大椎穴，用力地捏按 3 分鐘左右。同樣反覆捏按合谷 3 分鐘左右，然後用中指叩擊外關穴 2～3 分鐘，每分鐘叩擊大約 200 下，接著再用拇指掐按外關穴 2～3 分鐘。這套按摩手法每天做 2～3 次，一般 2 天左右就能徹底退熱。

當然，這套方法的主要就是退熱，與吃阿斯匹靈退熱一樣，主要是治標的作用。有許多高熱是炎症引起的，如果想徹底退熱，關鍵還要消除炎症，所以發高熱的病人最好去醫院診斷治療，然後再用上面的方法輔助退熱，這樣才能達到標本兼治的目的。

9. 按揉天樞穴，讓你的體內絕不留一分「毒」

大家對便祕並不陌生，而且有許多人被此症折磨過。有的人把大便的頻率作為一個標準來看，實際上是不對的。

因為每個人的體質不一樣、飲食不一樣，每天的大便次數一定會不一樣。是否便祕應掌握住一點：大便困難，自己感到不舒服，這才是

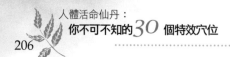

標準，而不是具體的次數。

現在治療便祕的藥很多，不管是電視還是報紙上的廣告都在宣傳。在介紹便祕危害的同時，也給人們造成了恐慌，因為很多廣告有些誇大事實。

的確，便祕會導致一些毒素在體內堆積，會對身體造成一定危害，但並非所有人的便祕都可以用一種藥來解決。而這些藥之所以對所有人都有效，是因為裡面含有大量瀉藥。但瀉藥只能解決表面現象，也就是所謂的「治標」。

只有了解便祕的真正原因，才能從根本上解決問題。胃腸蠕動速度減慢是所有便祕者的共同特點，所以每天按摩腹部和按揉天樞穴是最重要的。每頓飯 40 分鐘後順指針按摩腹部 10 分鐘，能刺激腸胃蠕動，促進消化。

天樞穴是足陽明胃經上的穴位，同時也是大腸經上的募穴，是大腸經氣在腹部集聚之處。而且天樞穴所在的位置向內對應著大腸，每天按揉它能很好地改善胃腸蠕動。但這種方法只是針對所有便祕者的共用方法，而不同的人群有不同的方法，所以在這個基礎上，再加上一些對症的方法才能根治便祕。

10. 暫時性失語揉通里穴，心經氣血要疏通

當人受到驚嚇，或生氣，會導致暫時性失語，這時通里穴是最有效的治療穴位。可能有人會奇怪，為什麼通里穴能治療暫時性失語。從字面意義來看，「通」有通道、通達之意，「里」是內部和鄰里，通里的意思就是心經裡的物質都由這個通道裡經過。所以說，通里穴是一個

絡穴，它能聯絡心經內外經脈氣血物質。該穴主要功能是用來調節人的
情志和心區附近的疾病。

中醫認為，失語是因為氣虛血瘀、肝陽上亢、風火痰濁，而導致
腦部筋脈失養、情志過激，腦部循環受阻，進而表現出神志不清、失語
症狀。這時，要找心經來解決問題，按摩通里穴能清心寧神，並且有助
於打通氣虛而造成的血瘀，緩和人的情緒，進而疏通腦部暫時性受挫的
語言中樞，使失語者恢復正常的語言功能。

治療失語是通里穴一個最為特殊的功效，因為通里穴是一個連接
心經與小腸經的絡穴，所以它除了治療心病之外，對治療小腸疾病還能
產生輔助作用。

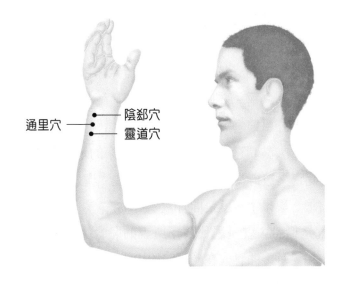

通里穴 ——　　　——陰郄穴
　　　　　　　——靈道穴

「經絡所過，主治所及」。按摩時，發現哪裡痛就可以循經按摩。
而心經裡的幾個穴位是相通的，而且相互靠得很近，通里穴上方 0.5 寸
處緊挨著靈道穴，而每往下間隔 0.5 寸，分別是陰郄穴和神門穴，它們

之間像一條緊密相接的線，所以不管揉哪個穴位，同時還能連帶著把
另一個穴位也同時按揉。在按揉時，通里穴較疼，就多揉通里穴；靈道
穴敏感，就多揉一揉靈道。雖然它們作用不同，但總體上是用來治療心
區病症和調節人情志的。所以，在按揉時間不用太長，每個穴位 2～3
分鐘，時間短，但是效果卻很明顯。

11. 通利小便的天然藥泉──曲骨穴

喜歡旅遊的人也許知道，甘肅敦煌有一個很有名的景點叫月牙泉，
形狀如彎月。月牙泉周邊就是比較有名的鳴沙山，這座山常年流沙走
石，沙石在風的推動下就會大片地移動，同時還能發出聲響，因此又被
稱為「鳴沙」。

月牙泉與流沙相距僅十多公尺，卻常年流水不斷，天旱不涸，所
以還有「沙漠第一泉」之稱。這眼泉水全長不到百公尺，就像一彎新月
落在黃沙之中，任憑狂風肆虐，沙石侵襲，卻依然嫺靜地躺在那兒，用
自己清澈甘甜的泉水去滋潤它周圍的綠洲。月牙泉的水，相傳具有消病
除災的功效，因此它又被稱為「藥泉」，水被稱為「聖水」。在人體中，
也存在著這樣一眼「藥泉」，就是曲骨穴。

曲骨的骨就是橫骨，就是現代醫學所說的恥骨，曲是彎曲，是指
這塊骨頭就像一輪彎月，曲骨穴在「月」的中央，即恥骨聯合上緣中點
處。取穴時，在人體小腹部，從肚臍往下推，會摸到一個向下彎曲的拱
形骨頭，這塊骨頭就是恥骨，在這個拱形邊緣中點處就是曲骨穴。

可能，有人會提出疑問，曲骨穴與水有什麼關係呢，為什麼說它
是「藥泉」？雖然曲骨穴與水沒有關係，但是它所治的疾病卻都與水相

關，因為它與膀胱泌尿系統關聯最大，但凡治療和該系統有關的疾病，如通利小便，調理月經等，曲骨穴都能發揮作用，也可以說是它治理下焦疾病的一個重要穴位。

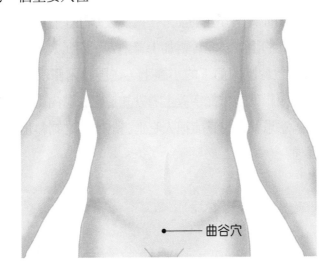

————曲谷穴

說到通利小便，現在前列腺健康的成年男性不多，大部分中年男性都會出現這樣那樣的問題，有的人甚至晚上要起來好幾趟，被尿急、尿頻等問題困擾。其實，這時只要找到你身上的曲骨穴就好辦多了。持續每天按摩曲骨穴 50 ～ 100 次，能有效地緩解前列腺的壓力，解決尿頻、尿急等小便問題。

同時，需要注意的一點，該穴離膀胱較近，所以，最好先排空小便再按摩，力道可以相對大一些，這樣才能刺激到位。

12. 保證男人「性福」的三個大穴

有的男性常會出現不明原因的陽痿，陰部常覺得多汗，並且有時

會出現頭暈，總感到身體發沉，小便發黃等。這些情況多是因為吃肥膩東西太多，或者飲酒過度，或心理因素，以至於毒素在體內，尤其是在腎經上堆積所致。

這時除了透過補腎增強性功能外，還要按摩祛除體內濕熱的穴位。首選就是祛除濕熱的陰陵泉穴，再加上腎俞穴、關元穴來補腎。

陰陵泉穴，位於膝關節下的小腿上。從脛骨內側緣往上推，由直線往內上彎的骨內緣就是。從字義上看就知道它和體內「水」有關係。脾主運化水濕，意思就是說它能把人吃進去的水濕之物轉化成身體所需的物質——氣血。

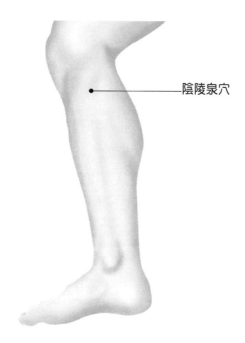

陰陵泉穴

陰陵泉穴是脾經上的合穴，而合穴是本經經氣深入臟腑之處，也就是經和腑相聯繫的位置，所以刺激陰陵泉穴能最快地提振脾胃運化水

濕功能，進而清利濕熱。陰陵泉穴是補脾、利水的穴位，兩者對比，利水的作用更佳。所以，人體一旦出現「濕」或水腫，就可以按揉此穴，一年四季均可。但每年夏季、夏秋之交這兩個時段按揉這個穴位最佳，因為夏季「暑氣」是最旺的，「暑必兼濕」，這時按揉陰陵泉，能有效地消除體內水濕的各種症狀。最好選擇在下午或者晚上刺激陰陵泉，因為在一天之中，晚上屬陰，而白天屬陽，下午是陽中之陰。濕屬陰邪，在每天屬陰的時候它較旺盛，這時按揉陰陵泉瀉濕最合適。

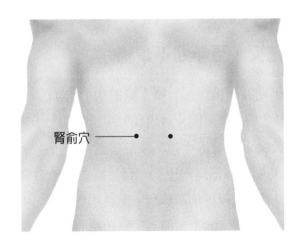

腎俞穴

　　腎俞穴（取穴位時，採用俯臥姿勢，腎俞穴在人體腰部，當第二腰椎棘突下，左右二指寬處即是）按揉方法：夏季以按揉為主，初春和秋末可以用拔罐，而晚春和初秋以按揉為主。每天最好在晚上 12 點左右進行刺激，因為這時是陰陽轉化的時間，這時溫補容易受納。如果平時睡得早，也可以在睡前 30 分鐘做，因為陽主動而陰主靜，通常人在睡覺時陰在外，陽在內，所以睡前做可使這些補充的陽氣保存在體內。

　　對於按揉關元穴（該穴位於臍下 3 寸，腹中線上）的具體操作方法：

每晚睡覺前，先艾灸 15 分鐘，艾條距離皮膚保持大約 2 公分，以皮膚感到熱而不燙為度，然後再喝一杯溫開水。

陰陵泉再配合關元穴和腎俞穴，是因為這兩個穴位都是溫補腎陽的穴位，「濕屬陰邪，得陽則化」，補陽以化濕，再加上陰陵泉袪濕功能，很快就可以袪除蘊積在體內濕熱之邪。

具體操作方法：每天下午或晚上按揉兩側的陰陵泉穴各 3 分鐘，然後再按揉關元穴 3 分鐘，最後把兩手搓熱按在兩側的腎俞穴上。

13. 常按三陰交，更年期不煩惱

中醫稱更年期為「臟躁」，屬「臟腑功能失調」。中醫認為，腎虛是「臟躁」發生的主要原因。《內經》中記載：女子「七七任脈虛，太沖脈衰少，天癸竭，地道不通，故形壞而無子。」意思是說，女人 49 歲後，腎的功能會漸漸變得虛弱。腎陰陽失衡，會導致心、肝、脾的功能紊亂，因而會出現更年期症狀。對於那些病症，中醫認為在治療時要以補腎為主，與此同時再調節心、肝和脾的功能。

三陰交穴位於小腿部內側，沿內踝向上四指寬處，在脛骨內後緣。用手按住這個穴位，以感到有痠脹感為度，每次按摩 3 ～ 5 分鐘。

「三陰」即肝、脾和腎三條陰經，它是這三條陰經的交匯穴。按摩該穴時，能同時調節這三條經絡的氣血。腎藏精，是先天之本；脾是氣血生化的源泉，為後天之本；而肝主藏血。只有這三條經氣血調和，先天之精才能旺盛，後天氣血才會充足。刺激三陰交，能透過平衡陰陽，調理氣血，使身體達到平衡狀態，從而才能減輕更年期各種症狀。

按摩三陰交，除了孕婦以外，其他人按摩該穴是無禁忌的。女性

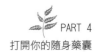
常按摩這個穴位，具有保健功效。因為三陰交還被視為婦科病的通治要穴，意思是幾乎所有的婦科病，它都能治療，如痛經、月經不調等。按摩一下，多半就能解決了。因為在經絡中，與女人關係最為密切的兩條經絡是肝經和脾經，女性許多疾病都是因為這兩條經絡出現了異常導致的。刺激該穴，能同時調理肝、腎、脾這三條經絡，所以，女性疾病按摩三陰交會有良好的效果。

對於處於更年期的女性來說，除了按摩穴位外，其他方面的調理也不能缺少。

更年期是生理上的一個低潮期，如果想走出這個低潮，最好要多管齊下，只有這樣，才能走出陰霾，擁抱屬於自己的陽光。

14. 攻克月經不調的三大穴位

從中醫學角度看，沖任失調是導致月經不調的原因。人體有十二條正經，此外還有奇經八脈。沖為沖脈，任為任脈，這兩條屬奇經八脈。任脈循行在腹面正中線，腑為陰，任脈具有總攬全身陰經脈氣的作用，所以才有任脈「總任諸陰」、「陰脈之海」的說法。任脈和十二正經中的足三陰經、陰維脈和手太陰經多處相交，所以它能總攬人體陰脈間的聯繫，並調節陰經的氣血。

任脈的任有妊養、擔任之意。任脈起於胞中，同女人的生殖功能、妊養、月經密切相關。而沖脈的沖有要衝、要道之意。沖脈前面行於胸腹，後面行於背，可以說分布廣泛，並貫穿全身。這個特點決定了它與十二條正經相通，可以通行十二經氣血。十二正經通向五臟六腑，所以又可以調節五臟六腑的氣血。因而，沖脈有「五臟六腑氣血之海」、

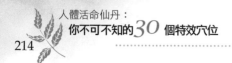

「十二經氣血之海」之稱。

女性以血為本，月經、妊娠和孕育都與氣血相關，所以只有任脈、沖脈氣血旺盛時，氣血才會下注胞中，或瀉出為月經，或妊養胚胎。如果任脈和沖脈失調，任沖氣血不足或是運行不利，就會引起月經失調或不孕等症。

解決月經不調，首選沖任二脈。關元穴位於肚臍下四橫指，是任脈上的重要穴位。因為「沖任同源」，所以關元穴具有能同時調理任脈和沖脈的作用。關元穴被人們譽為「第一性保健大穴」，認為它是女子藏血、男子藏精的地方，能補元氣、腎氣，治病範圍也比較廣泛，對治療各種婦科問題、男性問題都有一定療效。

女性以血為本，所以要解決月經不調問題，還離不開血海穴。血海是脾經上的穴位，脾主統血和運化，所以它是用來專治血的疾病。血海穴位於大腿內側，髕骨內側端上 2 寸處。

三陰交穴是肝、脾和腎這三條陰經的交會穴，這三條陰經在關元穴和任脈相交，肝主疏泄且藏血，脾主運化且統血，腎主水且藏精，而任脈主胞宮，所以三陰交穴是用來治療男女生殖問題的重要穴位，三陰交在內踝尖上 3 寸處。

關元穴、血海穴和三陰交穴這三個穴位，是專門治療女性月經不調的關鍵穴位，每位女性朋友都要了解它，好好利用它。

具體操作方法：在有空時多按揉它們，每個穴位大約按 3 分鐘，按摩的時間和順序都不受限制。也可以用艾灸，可以是艾條溫和灸，每處穴位灸 15 分鐘左右，每日 1 次。

女性在月經期間，情緒會莫名地低落，再加上痛經、月經不調等問題，人的心情會變得更差，甚至會變得易怒、煩躁，這時養心安神最

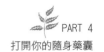
重要，可以按摩心俞穴、神門穴。心俞穴具有調心養血的功能；神門穴是安神的重要穴位，每個穴位按摩 3 ～ 5 分鐘，每天按摩 1 ～ 2 次，心情不好時也可以按按。或者事先預防，在月經前 1 週開始按揉，每天按揉 1 次，月經結束為止。

15. 血管硬化不求人

血管硬化，事實上不是一種病，而是人體慢慢變老的一個表現。血管就像橡皮筋，年輕人的血管如同有彈性的橡皮筋，而老年人的血管就像老化的橡皮筋，缺乏彈性容易斷。當血管硬化到一定程度就容易破裂，一旦腦血管破裂就會發生腦溢血，即中風。現在，血管硬化正在向年輕人蔓延，有許多 40 多歲的人就得了中風，生活自然是苦不堪言。這都是血管硬化引起的。

現代文明讓人們的夜生活變得多姿多彩，睡眠時間完全違背了自然規律，結果是傷害了自己的身體。大多數人認為老化的血管是無法逆轉的，其實人體就是一個智慧的集體，不像橡皮筋那樣簡單，透過調養經絡，可以使老化的血管逆轉。血管老化是由於飲食內傷、情緒不佳、勞累傷身導致人體內產生各種廢物堆積在血管，同時如果人體血液總量不夠的話，肝臟就不會發揮清洗功能或者清洗不夠，從而使血液變得越來越髒，進而腐蝕血管，使血管變得又脆又硬，埋下了禍根。

敲肝經是一種有效預防血管硬化的方法，握拳沿腿內側敲。一些生活不習慣不好的人，35 歲後應每天敲肝經，每次敲 15 分鐘，力道以感到有痠疼感為佳。因為肝主筋，血管是筋脈的一種，所以敲肝經軟化血管的作用毋庸置疑。很多人都知道多喝醋來軟化血管，但都不知道其

中的奧妙之處。醋是酸的，而酸味與肝都屬五行中的木，酸的食物都具
有滋養肝經的功能。

　　肝經暢通了，血管自然就會沒問題了。可以把肝經說成生長在身
體裡的樹木，如果每天都是悶悶不樂，就等於把這棵樹捆綁起來了，所
以每天我們要懷著愉悅的心情，這才是使血管保持健康的祕訣。

16. 把血壓「按」下來

　　現在大家所聽說的高血壓是包括在中醫「眩暈」一說範圍之內。
高血壓在中醫學中一般分肝陽上亢和肝腎陰虛兩種症型。肝陽上亢的人
經常是臉色發紅，脾氣暴躁，很容易著急，在檢查時會發現血壓波動較
大。而肝腎陰虛的人相對而言沒有急躁易怒的特點，但是經常會覺得口
渴、腰痠腿軟、頭暈耳鳴等，這種人血壓波動不大。

　　如今，患高血壓人群極多，基本上都在服降壓藥。事實上，最可
怕的是高血壓所帶來的隱患，它容易波及腦、心、腎，當然，危害性最
大的還是心腦血管疾病。所以，一旦得了高血壓，最重要的是從生活的
點滴入手，預防疾病的進一步發展，進而控制好血壓。

　　在這裡給大家介紹幾個防治高血壓的穴位，進行穴位按摩，中藥
外敷。

　　無論什麼類型的高血壓患者，都要好好利用人體自生的降壓藥—
穴位。其中，有三個穴位從古至今防治高血壓的效果都非常好，這幾個
穴位就是：1. 太沖穴 2. 太溪穴 3. 曲池穴。為什麼要用它們，因為不管
是哪種類型的高血壓，是肝陽上亢，還是肝腎陰虛，都是肝、腎的問題。
前者以實證為主，後者是肝腎陰虛。從五行上看，肝屬木，腎屬水，而

水生木，肝的特點是向上的，如果想不讓它升發太過，就需要用水來滋潤它。肝主藏血，肝性升發，如果沒有腎水的滋潤，它就會升發太過，血管的壓力也會加大，血壓就會升高；如果腎水充足，就能以柔克剛，把屬於肝的那份「剛性」中和，血管也會變得柔韌一些，血管彈性變好了，就能大大減少心腦血管發病率。

太沖穴具有平肝降逆、疏肝理氣的功能，不讓肝氣升發太過，是肝經上最負責、最任勞任怨的穴位；而腎經上的太溪穴能補腎陰；大腸經上的曲池穴是用來撲滅火氣的，降壓效果最好。一定要持續每天都按揉這三個穴位，每次按揉不要少於 200 下。

還有幾個較簡單的降壓方法：

（1）足底貼敷：

30 克吳茱萸，將其研成細末，用醋調成糊狀，每天睡覺前貼到兩側湧泉穴上，外面可用紗布包上以防止脫落。早晨起來後拿下，每天一次，至少貼 10 ～ 15 次，降壓效果很好。

（2）中藥洗腳法：

把 30 克鉤藤剪碎，放到鍋裡煮，不要用大火，10 分鐘後端下，稍微涼一點時加些冰片，然後把兩腳放進去，泡 20 分鐘即可。

（3）李時珍藥枕：

淡竹葉、野菊花、冬桑葉、白芍、生石膏、磁石、川芎、青木香、蔓荊子、蠶砂、薄荷各 20 克裝到枕頭裡，每天枕的時間不少於 6 小時。

此外，還要從飲食上補充氣血，不要吃寒涼食物，多吃一些補腎補肝的食物。還有，心胸要寬闊一些，不要斤斤計較，就能保證心經和心包經的通暢，在中醫裡就是「肝氣條達」，就是肝經通暢，這樣血就會不發生「堵車」。這些都利於控制血壓。

17. 人體的解毒「藥」——築賓穴

如今，排毒已被越來越多的人加入保健排程裡，現在排毒的方法有多種，但既穩妥、安全，效果又好的方法莫過於穴位治療，而築賓穴就是一個解毒的重要穴位。

築賓穴在人體小腿內側，太溪穴和陰谷穴連線上，太溪穴上方 5 寸，腓腸肌肌腹內下方。築賓穴具有化痰安神、清熱利濕、理氣止痛的功能，是補腎排毒的重要穴位。

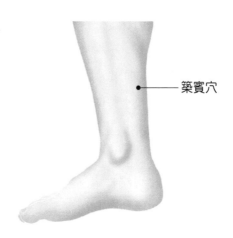

築賓穴

築，通「祝」，有慶祝之意。賓，有「賓客」之意。此穴名的意思是指足三陰經氣血混合重組後涼濕水氣在此交於腎經，所以按揉築賓穴能起到散熱降溫的作用。

大家都知道，在人體內，毒素喜歡長在有濕、痰濁多、瘀血的地方，築賓穴能排毒，說明它能祛濕、化痰以及活血，只有這三面成功了，毒素才能排出去。

築賓穴能排除人們平時最為擔心、最為常見的毒素，像油漆味、煙毒等致使空氣污染的氣毒，還能解吃藥後瘀積在體內的毒。還有，長期吃西藥的人，平時要多揉揉築賓穴。

除了築賓穴，位於肝經上的太沖穴也是一個解毒要穴。但它是從肝上解毒，即把肝上的毒素排到腎臟，所以還需要再排毒。而揉築賓穴就是再解一次素，把體內所存的毒素全排出去，不讓毒素傷到肝腎。

當人體毒素多時會傷害到神經，會使人產生神智上的錯亂，如癲癇、抑鬱症等，經常按揉築賓穴能產生有效的防治作用。

築賓穴還能解尿酸過高。尿酸高會產生結石症、痛風，揉一揉築賓穴就能緩解這些症狀。當把種種毒素排出去了，髒血也被過濾了，新鮮血液才會產生，這樣才是真正打通腎經，才是真正發揮補腎的作用。

此外，用指壓築賓穴還能治療化膿性扁桃腺炎。扁桃腺是人體較為重要的免疫器官，具有體液免疫以及細胞免疫功能。如果輕易把它切除對人體是非常不利的，所以，中醫通常用指壓築賓穴來治療扁桃腺腫大。方法很簡單，用拇指用力按壓 5 ～ 10 分鐘，此種方法十分有效，能使疼痛立刻得到緩解，高熱在 3 ～ 4 小時內會退去。所以，長期反覆地患有扁桃腺炎的人，可以按揉一下築賓穴，效果很好。

18. 復溜穴——專治水液代謝失常的大藥

復溜穴是足少陰腎經上的經穴，在太溪穴上方 2 寸處。復，意思是重返、輪回；溜，通「流」，水流貌。復溜穴是以腎經循行到太溪繞踝回轉後，又直流向上而得名，意思是讓血液重新流動起來。

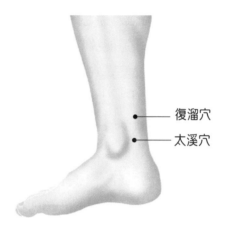

復溜穴

太溪穴

　　腎多虛症，「虛則補其母」，而復溜是腎經上的母穴，所以取本穴多用補法，它具有滋陰補腎的功效。對靜脈曲張、腹脹、水腫、自汗盜汗、腹瀉和指端麻木等有一定治療作用。

　　復溜穴具有補腎滋陰、利水消腫之功，能有效改善腎功能，並解除腎功能失常所導致的各種症狀。所以，一旦出現水腫腹脹，雖然看上去是膀胱經的問題，但是揉膀胱經沒有什麼效果，這時必須要揉復溜穴，使瘀血重新流動起來，這樣就達到了消腫的目的。

　　自汗盜汗，都是人體水液代謝失常所致。自汗，即人在安靜時就出汗。盜汗，是人在睡覺時會不知不覺地出汗，而一睜眼就不出了。出現這種狀況，按揉復溜穴就可以解決。

　　同時，復溜穴也是治療眼疾的重要穴位。患有青光眼、白內障、上眼皮無力以及眼睛脹痛等症，按揉復溜穴都能產生很好效果。另外，如果感到手指端或者腳趾端時常麻木，說明氣血過不去，原動力不足了，這時要每天多揉揉復溜穴。

　　在保健方面，復溜穴是調節腎經的一個樞紐，專治水液代謝失常。

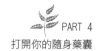

如果想要補腎時，經絡不通暢，真正的氣血無法生成，那就補不上了。這時，按揉復溜穴，使它通一下後再補。此外，它對治療瘀血和炎症效果更好，如膀胱炎、流產留下的後遺症等。

19. 大鐘穴──治療慢性疾病的保健大穴

大鐘穴是腎經上的絡穴，絡膀胱經，具有排毒和禦寒的功效。大鐘穴位於人體足內側，內踝的後下方，跟腱附著部前方凹陷處即是，當腎氣不充足時，按下去會很痛。

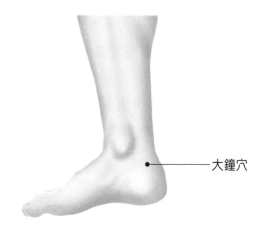

大鐘穴

大鐘，大，有巨大之意；鍾，是一種樂器，聲音渾厚、洪亮。此穴名的意思是腎經經水在這裡就像瀑布從高處落下，聲音如同洪鐘，因此才得名為「大鐘」。大鐘穴具有通調二便、益腎平喘的功效。因為腎經連接氣管，所以大鐘穴還可以治療支氣管哮喘方面的疾病。該穴還具有強腰壯骨、清腦安神的功能。

　　大家都知道，絡穴是用來治療慢性疾病的，大鐘穴也不例外。下面是治療慢性疾病的方法。

　　恐懼，就是底氣不足。恐懼是腎的慢性疾病之一。而絡穴是專門治療慢性疾病的。當然，恐懼並不是一天兩天形成的，很可能會伴隨人的一生，有的人從小就是膽小怕事，即使老了也改不了，這主要原因就是腎虛、氣不足導致。所以，一旦覺得自己有恐懼情緒，平時就要多按揉大鐘穴。

　　有的人，整天總想著睡覺，無精打采的，這些都說明腎精不足了。所以，如果想精氣神好，就要先從補腎開始。而補腎，平時就要多按揉大鐘穴。有的人心裡有很好的計畫，可是卻提不起精神做事，或是不能維持太久，心有餘而力不足，大多數人會認為這些是沒有意志力的表現，其實這些是因為腎氣不足造成的。只要把腎精補足了，才有精神做事。

　　由於腎主骨，所以凡是骨痛多半都與腎經有關係，如足跟痛等。而大鐘穴就是治療足跟痛的一個重要穴位。常按揉該穴，對治療足跟痛具有很好效果。

　　另外，大鐘穴再配上太溪穴、神門穴還能治療心腎不交所致的心悸、失眠；搭配行間穴能治療因虛火上炎引起的易驚善怒；配合魚際穴能治療虛火上炎引起的咽痛。總之，大鐘穴對治療許多慢性疾病有一定療效。

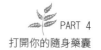
20. 糖尿病不忌口，然谷穴助你一臂之力

現在在我們身邊患糖尿病、高血壓的人越來越多，尤其是老年人。為了能控制病情，大把大把地吃藥。為了能見藥效，少吃這個不吃那個。年輕時，想吃沒得吃，如今有了卻又不能吃。特別是得了糖尿病，一切甜酸軟爛的食物都不可以吃，就擔心吃錯，影響療效。

其實，要達到好的治療效果，控制飲食不一定是最好的辦法。在這裡，給大家介紹一個輔助治療糖尿病的穴位——然谷穴。

從中醫學角度來講，糖尿病又被稱為「消渴」。張仲景《金匱要略》記載：「渴欲飲水不止」「渴欲飲水，口乾舌燥」，患糖尿病的人每晚睡覺前會覺得口乾舌燥、心煩意亂，許多人往往準備一杯水用來解渴。

現在不用那麼麻煩，只要睡覺前揉揉然谷穴就可以了。然谷穴有一個特殊的功效，當它受刺激後，就會使口中分泌大量的唾液。唾液分泌多了，口也就不那麼渴了，口乾舌燥就能得到很好的緩解。還有就是，糖尿病患者會感到心煩意亂，那是因為心火大，然谷穴是腎經上的穴位，腎經屬水，刺激然谷穴能把腎水引下來。因為水能撲火，把心火澆滅後，心裡自然就不會覺得煩了，晚上睡覺也就踏實了。

找然谷穴時，先找到腳的內踝骨，在內踝骨向前斜下方約 2 公分處有一塊高骨，高骨下面就是然谷穴，此處精氣埋藏得比較深，所以刺激時要用力。按下去時，當感覺有痠脹感時在鬆開，然後再按下去，再鬆開。這樣反覆做 10 ～ 20 次。當痠脹感再也不退時，火候就到了。

當然，糖尿病的成因比較複雜，目前為止，還沒有徹底治癒糖尿病的治療方法。按摩穴位，能有減輕症狀、輔助治療的效果。

21. 裡內庭穴，幫你緩解蕁麻疹之癢

有的人身體會突然發癢，臉部、手腕、腳部等多處出現一片片不規則的、大小不一的風團。這樣的癢讓人難以忍受，與濕疹所引起的刺癢相比，更讓人坐立難安。但是，兩三個小時後，這種風團就會消失，發癢的情形也會消失。

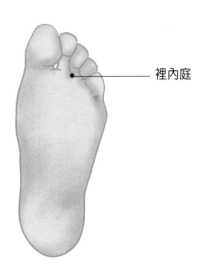

裡內庭

此狀，是典型的急性蕁麻疹。局部性蕁麻疹，大約一個月就能治好，也有些慢性蕁麻疹，大概會一年發作一次。導致蕁麻疹的原因很多，如藥品過敏、因熱水、冷水、氣溫的急劇變化、日光等刺激、精神性緊張等。此外，便祕、胃腸病、肝功能有障礙時，也容易起蕁麻疹。還有些因為體質而引起的蕁麻疹，如有的人吃海鮮，也會引起蕁麻疹。這種情況可能是潛在意識性的神經症狀，實際上，有些人在無意中吃下去，也會長出蕁麻疹。類似於這種情況，與其說是意識性因素，還不如

說是因為人體的體質引起的，可以把它視為某種病症的警報，不用擔心。但一旦長蕁麻疹，就會影響人的心情，是很難不在意的。因此，容易出疹的人平時要注意不要亂吃藥，不要用刺激強烈的化妝品，不要吃海產之類食物等。

出疹時，用穴位指壓法治療非常有效果。具體操作方法：在人體足掌面第二趾與第三趾趾根夾縫處稱為「裡內庭」（經外奇穴），一邊緩緩吐氣 6 秒，然後用雙手食指和中指強力地按壓到痛，這樣重複做 30 次。

此外，在耳朵上「麻疹區」的穴位處，用火柴棒之類的東西按壓此處，就會感到痛。然後用拇指和食指由前後用力夾住該穴，連續按壓 6 秒。這時，要一面緩緩吐氣，一邊反覆做 20 次左右，麻疹會得到緩解，效果顯著。

23. 補鈣奇穴——大都穴

鈣在體內主要以骨骼、牙齒的形式存在。在人體中有近 99% 的鈣質存在於骨骼、牙齒中，它們支持人體的運動和咀嚼能力。此外，還有 1% 存在於血液和組織器官中，稱其為血鈣。人們平時一日三餐，不缺營養，為什麼還會缺鈣？不是因為鈣吃得少，而是因為體內不吸收，這才是缺鈣的最主要原因。而您只要揉揉足太陰脾經上的大都穴，就能輕鬆幫您吸收鈣了。

大都穴除了具有補鈣的功能外，還可以治療骨質疏鬆、肌肉萎縮、腰腿疼。當然，這些症狀也都是由於缺鈣而引起的。

此外，一些患頸椎病的人也要經常揉一揉大都穴，然後在這個穴

的旁邊找找最痛的點去揉，這樣能珠聯璧合地配合起來治療，效果會更佳。

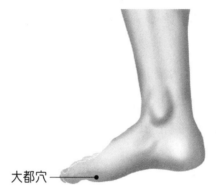

大都穴————

取穴方法：大都穴在人體足內側緣，足大趾本節（第一蹠趾關節）前下方的赤白肉際凹陷之處。

該穴主治疾病：腹脹，胃痛，嘔吐，泄瀉，便祕，熱病等。按摩該穴，能瀉心經之火而補脾經之土。這樣既能促進鈣的吸收，當然還包括對所有營養物質的吸收。

24. 按按穴位輕鬆瘦身

如今，肥胖帶給人的不僅僅是各種各樣生理上的病患，而且對人的心理也造成了很大影響。也許，有些人想得開，覺得胖點無所謂，其實這是對自己的身體不負責任。因為緊緊跟隨肥胖後面的就是各種心腦血管疾病、肝膽疾病、關節病等，而肥胖就是這些疾病的「開路先鋒」。

針對肥胖，現在各種各樣的減肥方法和減肥廣告鋪天蓋地，最好

不要輕易相信減肥廣告。另外，還有打著中醫旗號去招搖撞騙的，按摩、針灸、拔罐、刮痧等這些傳統的精華，都被糟蹋了。奉勸大家不要因為減肥心切而盲目尋找解決辦法。

下面介紹幾個穴位僅供大家參考：天樞穴、中脘穴。

天樞穴位於肚臍旁開三指處，從乳頭往下劃條垂直線，這條線在肚臍旁開約 4 寸，而天樞穴在肚臍旁 2 寸處。每天吃過晚飯 30 分鐘到 1 小時內進行按揉兩側的穴位分別按揉 3 分鐘。

在人體胸骨下端是肋骨結合形成的一個角，此處到肚臍是 8 寸，中點 4 寸處就是中脘穴。按揉中脘穴也是每天飯後，每次揉 3 分鐘。按揉穴位不僅能調理胃腸功能，同時還能幫助脂肪最終消化代謝，不讓脂肪堆積在體內，尤其是肚子上。

春夏秋冬的養生特效穴位

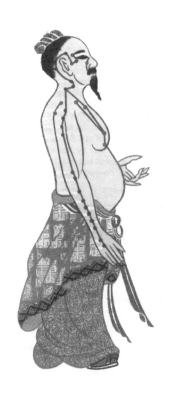

　　四季養生，除了合理飲食，作息規律外，最為方便的就是常採特效穴位。不必擔心食物相剋，不用頂風冒雪，坐在家裡即能減輕病痛、強身健體。

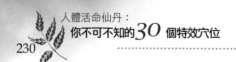

春季保肝穴

　　春季氣候特點是「溫燥、多風」，這時，人體最容易受溫燥之邪的侵犯，也就是肝最容易受到傷害。持續每天按揉兩側的太沖、魚際、太溪、尺澤，能充分保肝護體。

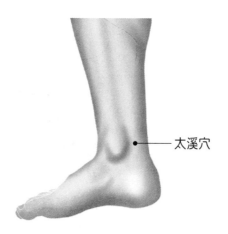

太溪穴

　　首先，每天按揉身體兩側的太沖穴、魚際穴和太溪穴，不受時間限制，每次按摩 3 分鐘。具體方法：早起先按揉位於肝經上的太沖，依次是肺經上的魚際、胃經上的太溪 3 分鐘；在晚睡前先用熱水泡泡腳，然後再依次按揉魚際、太沖和太溪穴，每次每穴各按 3 分鐘，最後再加按肺經上的尺澤穴（位於人體手臂肘橫紋上，在取穴時先將手臂稍彎

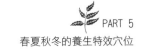

曲，在手臂肘窩中有一粗腱，腱的橈側緣即是）。其次，經常喝菊花茶，能平肝火，袪肝熱。還有，要多吃潤肺的梨，最好連梨皮一起，還可以用枸杞、天麻熬粥，天麻有平肝熱的功效，而枸杞能滋腎陰，滋水涵木，兩味藥藥性屬平和，吃後不上火。太沖穴位於腳背正中第一、第二蹠骨結合部前方的凹陷中。而太溪穴位於內踝尖和足跟大筋之間的中點處，魚際穴位於手掌大魚際橈側中點赤白肉際處。

　　一年之計在於春，春季是萬物生發的季節，好好調養就是積蓄「生」的力量，為一年的好身體打基礎。否則，按照《內經》的說法，「逆之則傷肝」易得肝病，這裡的肝病不是指西醫所說的肝炎之類，而是眩暈，這些都是中老年朋友擔心的問題。所以，預防肝病，除了這三點外，還可以多吃些甘味和青色的食物。甘能柔肝緩急，而五色裡青與肝相對應。如果不幸得了肝病，就應該小心了，少吃辣的食物，因為肝屬木，辛味屬金，而金克木，意思說辛辣食品會加重肝病。

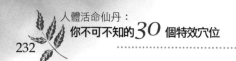

夏季養心穴

　　夏季人最易受暑濕之邪傷害，就是說人在這時容易耗氣傷陰，而且病程會綿延難癒，這樣，人們就能理解為什麼夏季感冒或者拉肚子總是時好時壞，難以痊癒。

　　針對暑濕邪性的特點，此時首先要保持身體的氣血保持通暢，因為氣壓不正常時，人的抵抗力就會一落千丈，這時，一定要持續每天都按揉陰陵泉穴、百會穴和印堂穴。

　　陰陵泉，具有健脾利濕的功效，持續每天按揉 3 分鐘，能使人的脾胃消化功能在整個夏天都保持正常，同時還可以把多餘的「濕」祛掉，為秋天能有一個健康的身體作好準備。

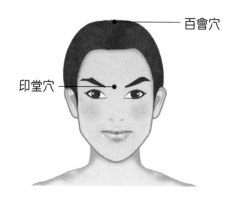

百會穴

印堂穴

　　百會穴在頭頂最上方，即兩耳尖向頭頂連線的中點上。按揉百會

穴可以大大提升人體的陽氣，使人變得神清氣爽，每天用雙手中指疊壓在百會穴上按揉 3 分鐘就可以了。

印堂穴位於兩眉中間，每天用拇指和食指捏起眉間的皮膚稍向上拉 100 次，能感到一種脹脹的感覺向兩側放散，那說明陽氣在衝擊，之後你能感到腦子很清醒，眼睛特別亮。

此外，在飲食上要特別注意，很多人都知道綠豆粥有祛暑益氣的功效，綠豆皮能利尿，但很少人知道西瓜皮還能清暑熱，中藥裡有個古方叫「白虎湯」，就是清熱的良方，而西瓜皮就具有「天然白虎湯」的美譽。用它加點冰糖熬水喝能清熱益氣，對治療中暑也有一定功效。

從五行生剋關係上來看，心屬火，鹹味屬水，而水克火，所以心氣不足的人應少吃鹹味；酸味屬木，木生火，多吃酸性的東西能收斂心氣，其中赤色的最佳，因赤色入心。酸性的食物除了梅子、醋外，還有紅豆、肉類、韭菜等。

夏季是「長」的力量突飛猛進的最佳時節，但夏天太熱，容易耗傷心氣，所以如果按上述方法保養，不僅可以為以後積蓄「長」的能量，同時還能保護心氣。一旦心氣受損，邪熱內陷，除了會出現氣短乏力、中暑休克外，還能引起各種皮膚病。

隨著生存環境的惡化，現在又出現了許多怪病和疑難雜症，其中皮膚病最多見。《內經》言「諸痛癢瘡，皆屬於心。」瘡瘍毒癰，是夏季不養生的後果。此外心氣受損不及時治療，繼續發展下去就會損傷心血。等秋季到來時，身體外受寒氣侵襲，內有暑熱，雙重煎熬，人更易得寒熱錯雜的難治心病。

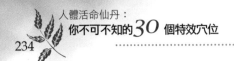

三

秋季護肺穴

　　一般秋季保健養生分前後兩個階段。秋在五行中對應的是金，秋季萬物開始凋零、蕭條。人們通常也說秋收、冬藏。秋收就是為冬藏，而對於人體來說，這時陽氣往回收了，以便於冬天內藏，但這個時節溫度還很高，陽氣還在外泄，毛孔仍然是舒張的，人還是易遭外邪襲擊。

　　秋季的邪氣主要是燥，燥又分溫燥和涼燥，當從夏季轉為秋季時，雖然濕氣退了，但氣溫沒降，大家都知道有「秋老虎」之說，民間還有「秋後還有一伏」這個說法。這時如果不注意，人就易出現咳痰帶血絲、鼻流血塊，肺非常容易受傷，這樣就埋下了呼吸系統的重大隱患。所以秋季前半時程，要像春天那樣養生，但不需要把重點放在平肝上。

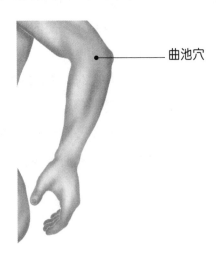

曲池穴

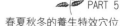
對於穴位，主要選肺經上的魚際穴、大腸經上的曲池穴、迎香穴。兩側的魚際穴每天可以不拘時地掐揉3分鐘。而曲池穴是手陽明大腸經上的合穴，具有清熱作用，每天中午1～3點，這時段陽氣最旺盛，按揉兩側穴位即可。曲池穴位於人體肘關節的外側，手臂屈曲90度時肘尖和肘外側橫紋頭的中點上，因為這個位置的肌肉較厚，所以按的時候要加點撥的手法。

【具體操作手法】：用另一手的拇指按下去，感到脹後再向外撥。

迎香穴是手陽明大腸經上的穴位，位於鼻翼旁。它可以治療各種難癒的鼻塞、鼻炎，同時，還有濕潤鼻腔的功效。兩個鼻腔濕潤了，就能加大阻止病邪的力量，特別是在燥邪較盛行的秋季。

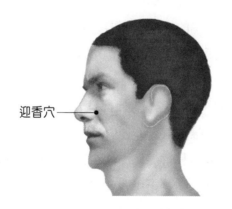

迎香穴

【具體操作手法】：兩手指按在兩側的迎香穴上，然後向上推或者反覆旋轉按揉2分鐘，鼻腔就會明顯地通暢濕潤很多。

在這個季節要少吃辛辣的食物，如辣椒，還有煎炸燒烤類的食物。一定要多吃一些滋陰潤肺的食物，如百合、梨。

如果在這時節乾咳或者口渴，不要隨便買止咳藥，因為咳嗽也是

一種自我保護反應，不要強行止咳，而是透過潤肺、宣肺而達到止咳的目的，可以買些川貝枇杷膏喝，效果很好。

至於秋季後半段，熱氣逐漸消失，天氣轉涼了。

於是燥又與冬季的主氣「寒」結合在一起，形成了涼燥。它主要透過口鼻侵犯人體，當人被涼燥之邪侵犯後，身體不覺得熱了。雖然也會覺得乾渴，但是沒初秋時那麼嚴重了，有點怕冷，身體很少出汗，有痰也是稀痰。

這時，可以用溫潤來保養身體。最常用的穴位除了肺經兩側的魚際穴及大腸經上的迎香穴外，還有大腸經上的合谷穴。

【具體操作方法】：每天在早上出門前，可按揉鼻翼兩側的迎香直到鼻腔內濕潤。每天不定時地按揉兩側合谷穴和魚際穴，每次 3 分鐘。在飲食上，這時可以吃些溫熱的東西，不要吃寒涼的食物。多喝溫性藥物泡的水，如蘇葉、陳皮兩者合用最佳。還可以用陳皮、麥冬、桔梗熬粥喝。

從五行生剋關係來看，肺屬金，與白色相對應，身體健康時，應多吃白色食物。苦味的食品降肺氣，能使之下行與其他四臟之氣相聚。如果感到乏力氣短，氣不夠用，這屬於虛症，要多吃酸味食物，少吃苦味。因酸味收斂，能把不足的肺氣化零為整，集聚起來，而苦味屬火，火剋金，過度壓制只會使不足的肺氣不堪重負。

如果痰多且聲粗，感冒初期多見，屬實症，這時吃點辛辣的食物發發汗，把積聚的肺氣分流一下，這只是一個緩兵之計，但要記住在頭兩天吃，病久了再吃反而會適得其反。

《四》
冬季補腎穴

　　寒氣，是冬季對人體的主要危害。但是南北方有區別，南方寒濕比較重，而北方主要以寒氣為主，所以保健時要區別對待。

　　對於生活在中國南方如重慶、貴州等地區，冬天吃火鍋通常不會上火，因為火鍋是辛辣的，在南方吃剛好能化解寒濕之氣，北方則不行，北方較乾燥，吃辛辣的食物太多會消耗人體的陰津，會上火。所以南方人，冬季一般以溫陽化濕為養生原則，應持續每天按摩陰陵泉穴、關元穴、腎俞穴。

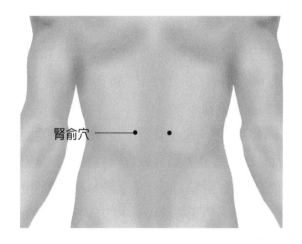

腎俞穴 ————

　　【具體操作方法】：關元穴要用艾灸，每晚艾灸 5 分鐘後喝一小杯溫水，然後在兩側腎俞穴上拔罐 5 分鐘，起罐後再按揉 2 分鐘。腎俞

穴拔罐不用天天操作，每週拔罐 2 ～ 3 分鐘就行，其餘時間可以按揉兩側陰陵泉穴，每次 3 鐘。此外，冬天應吃些溫熱的東西，如辣椒、羊肉，不要吃寒涼的食物。緯度較北地區的冬季，寒氣裡常夾雜著一點燥氣，所以既要溫陽，同時還應注意防燥，應該適當地滋陰。

　　地處緯度較北地區的人要持續每天刺激幾個穴位：關元穴、腎俞穴、太溪穴。

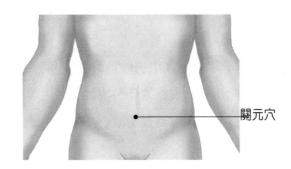

關元穴

　　【具體操作方法】：每晚臨睡前 1 小時，先泡腳 20 分鐘，然後按揉兩側的太溪穴，每穴按揉 5 分鐘，然後艾灸關元穴 5 分鐘，再艾灸腰背部兩側的腎俞穴 5 分鐘。

　　有句話叫「春夏養陽，秋冬養陰」，不是說春夏要補養陽氣，秋冬補養陰氣，而是由於春夏人們喜歡吃一些寒涼的食物，陽氣容易受傷，所以應該注意保護好陽氣；而秋冬季節，人們都注意溫養陽氣，特別是在天氣比較乾燥，人們顧著養陽氣，卻忘了辛辣食物易化燥傷陰，結果常常是為了補陽而傷了陰津。所以，在秋冬季節補陽的同時還要稍微在食物中加些滋陰的食物。在吃完溫熱食物後，可以喝些枸杞茶，或熬點枸杞粥。

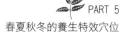

《內經》言：「腎色黑，宜食辛」「腎病忌甘」，腎與黑色相合，黑色食物入腎；辛屬金，而金生水，所以吃些辛味食物養腎，除了辛辣食品外，雞肉、小米、桃子、蔥等都是辛味食物，且性味平和；腎病忌甘，從五行上來講，甘屬土，而土剋水，所以甘味食物容易壓制腎，腎虛的人最好少吃甜食。

《內經》有「諸寒收引，皆屬於腎」。冬季寒氣易傷腎，如果不注意保養，就容易出現抽搐、周身骨骼拘急、活動不利等中風症狀，相當於西醫的腦缺血、腦出血等病。如果寒氣傷腎，還可能引起各種虛寒性的性功能障礙。因為腎主骨，所以保養腎，還能預防骨質增生、骨質疏鬆等病。

此外，冬主藏，為春季生發積蓄能量，而且冬季藏得越好，下一年越會生機勃勃，這樣良性循環，自然能延年益壽。

人們一直強調「正氣存內，邪不可干」，一年四季，不管哪個季節有病無病，都要疏通經絡，透過按揉穴位來補充身體的「正氣」，以增強自己的「年事實力」。

女性養顏美體，自身穴位來幫忙

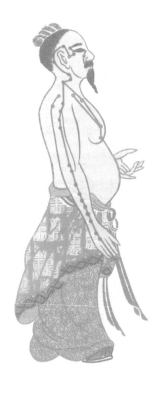

　　愛美之心人皆有之。漂亮的面容、婀娜的身材，是每位女性的追求。在這裡，教大家不用付昂貴的美容費，不用為高價健身器材埋單，只需動一動手指，即可享受美麗妙招。

臉上長痘痘不用愁

　　現在，很多女性的臉頰、前額總是長痘痘，而且顏色偏紅、口氣重，肚脹，有時還會出現便祕症狀。這些都是由胃火造成的。「火性炎上」，胃火沿胃經上傳到臉頰、前額，所以這幾個部位容易長痘；胃火沿食道往上，所以會有口氣；胃一般以通降為和，胃火往上走，說明胃的功能出現異常。食物無法消化，而引起肚脹；火氣大了，就火灼燒滓液，水分自然會減少，時間久了，腸道乾燥，大便就會不通。

　　改善這些症狀的方法就是按內庭穴和天樞穴。

（1）內庭穴

　　內庭穴是足陽明胃經上的滎穴，《內經》言：「滎主身熱」，所以內庭穴主瀉胃火。內庭穴位於兩腳背上第二、第三趾結合之處。每天用手指腹向骨縫方向點按 200 次，力道要大，依個人的承受能力，以能接受為宜，在早上 7～9 點時點按最好，因為此時胃經經氣最為旺盛。

（2）天樞穴

　　天樞穴是胃經上的穴位，同時又是大腸經的募穴。所謂募穴就是臟腑之氣在胸腹的聚集之地，就相當於大腸經氣在小腹駐紮的營地。所以按揉天樞穴不僅能調胃經經氣，還可以調整大腸的生理功能，進而促

進排便，使痘痘、口臭很快消失。

　　天樞穴距離肚臍有兩個大拇指的寬度，肚臍左右各一。要用大拇指指肚去按揉天樞穴，力量稍大點，按在穴位上輕輕地旋轉。

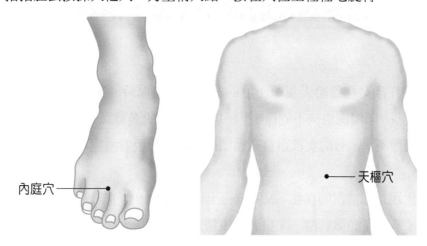

　　【具體操作方法】：早晨起床時，先用大拇指點按兩側的內庭穴2分鐘，以瀉胃火。然後再按揉兩側的天樞穴2分鐘，通便。在飯後半小時，按揉天樞穴1～2分鐘，此種方法不受季節限制，每天都可以使用。

　　另外，最好要多喝白開水，以便排毒。在飲食上要少吃油膩的食物，如各種油炸食物、肉類，特別是牛羊肉；平時要多吃蔬菜。

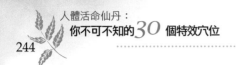

二

怎樣讓皮膚保持乾淨、清爽

　　有許多女性會給人灰頭土臉的感覺，臉色偏黃，無光澤，就像蒙了一層灰，怎麼洗也洗不乾淨，平時情緒不好，總是歎氣，也沒有食欲，遇事猶豫不決。有的女孩還會在額頭兩側長暗紅色的痘痘，而且不易消退。

　　出現這種情況的女性，說明膽經出現了問題，《內經》中講膽經時，提到了「甚者面微有塵」。膽有「中精之府」之稱，它是藏膽汁的，膽汁味苦，呈黃綠色，能排泄到小腸有助消化，主要負責代謝油脂。如果總是情緒不好，肝膽之氣就會被鬱住，膽汁就無法正常排泄，從而影響消化，沒食欲，嘴裡還發苦。久而久之，油脂無法正常代謝，附著在皮膚表面，臉色就會變黃，面微有塵，同時額頭兩側的膽經循行路線上也會長痘。這時可以敲膽經，再配合揉太沖穴。

　　膽經是全身最長的一條經絡，在身體兩側。最簡單刺激膽經的方法是，坐姿，兩個拳頭分別敲打雙腿的全部外側，要自上而下順著經絡的方向敲。經絡通暢了，面微有塵的症狀就會自然消失。膽經的氣血在晚上 11 點到凌晨 1 點時最旺盛，這時敲膽經最好。如果沒有晚睡習慣的人可退而求其次，選三焦經氣血最旺盛時，即晚上 9 ～ 11 點，因為兩經同屬少陽經，可以說是「一母同胞」。

　　【具體操作方法】：敲打膽經 5 分鐘左右，一直到雙腿兩側膽經部

位微微發熱。然後再點揉兩側太沖穴 1 分鐘即可。

　　想讓皮膚晶瑩剔透，最為重要的就是保持心情舒暢，因為心情不好跟肝膽問題是惡性循環的，保持好心情有助於緩解肝膽之鬱。

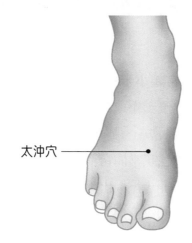

太沖穴

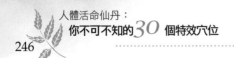

三

想擁有光滑的皮膚，就按列缺穴

　　有些女性，皮膚粗糙，常起小米粒狀的疙瘩，上面還有黑頭。特別是手臂和腿上密密麻麻的，夏天不敢穿短褲和裙子。

　　這是由於肺的功能出現異常。「肺在體合皮」，它掌管著汗腺的開合。肺功能失常，汗腺就無法正常開合了。而皮膚所代謝的垃圾要隨著汗液排出體外，汗腺半開不開，垃圾出不去，就會在毛孔堆積，慢慢地就把毛孔堵住了，所以就會起小疙瘩。至於手臂和大腿，是因為這兩個部位很少出汗，所以疙瘩更加密集。

　　如果想標本皆治，就要找列缺穴，同時還要想辦法多出汗。列缺穴屬肺經上的穴位，同時又是三經交會穴，可以同時調節肺經、大腸經、任脈，能通經絡、調肺氣。如果肺的功能正常了，汗腺當開就開，當合就合，體內的垃圾自然會排得暢通無阻。

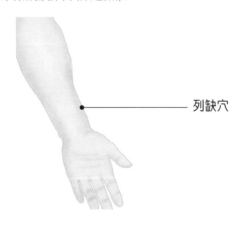

列缺穴

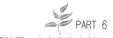

　　【具體操作方法】：把兩手虎口相對交握，左手食指在右腕的背部，食指尖下即是列缺穴。找到後，直接用食指按壓 3 分鐘。肺經經氣在早上 3 ～ 5 點最為旺盛，正是睡覺時，所以按壓可以改在上午 9 ～ 11 點，脾經最旺的時候進行刺激。脾經與肺經最相近，是同名經，一個在手，一個在足。

　　此外，除了用手指按壓，還可用熱毛巾熱敷，或用艾條灸。想多出汗的方法有很多，最為常見的就是運動和喝水。

　　但喝水也有學問，大熱天的毛孔都開著，喝一杯「沁人心脾」的冰水，雞皮疙瘩會立刻起來，還會有汗嗎？所以，水要喝溫熱的，還要慢慢喝，一直到皮膚微微出汗。

　　持續每天按揉列缺穴，光滑、細膩的皮膚很快就會來到。

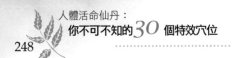
四
嘴皮乾燥總是脫皮怎麼辦

　　嘴唇總是乾燥，而且老脫皮，有時裂得出血，喉嚨也常常「發火」。總覺得口渴，但水沒少喝，肚子喝撐了，可是嘴還是乾燥。

　　這是因為陰虛火旺，陰不足以涵陽，陽就要四處放火。就好比畫夜交替，如果沒黑夜，太陽一直掛在天上，大地就會像火爐一樣，先是乾燥，然後脫皮，最後裂開。這時單靠補水是行不通的，要從根本上把黑夜請出來，回到身體上，就是補陰。

　　在人體上有個穴位叫三陰交，是足三陰經的交會穴，用該穴來補陰事半功倍。三陰交在內腳踝尖往上四橫指，小腿內側骨後緣凹陷的地方即是。腎屬水，功能上也「主水」。所以補陰還要著重補腎陰，這時就需要按腳底的湧泉穴和腳內踝後的太溪穴。

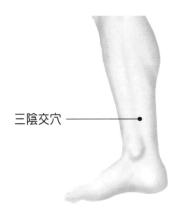

三陰交穴

【具體操作方法】：每天下午 5 ～ 7 點沿腎經的路線，從腳底開始往上，腳跟、小腿內側及膝蓋內側，敲打或推捋，在湧泉穴、太溪穴處要重點按揉，每天不少於 5 分鐘。而三陰交要隨時隨地按揉。

飲食上，一是補給，二是防丟失。每天確實喝 8 杯水，週末時給自己熬點粥或滋補湯，如冰糖燕窩、銀耳蓮子羹等。至於「防丟失」要著重說一下。由於周圍的美食舉不勝舉，炸物、火鍋都是很多女性的最愛，但裡面的火氣就會耗損人體的陰液。不光這些，中餐裡的各種調味料，如蔥、薑、蒜、八角、桂皮、花椒、茴香、陳皮等等，味道過重，也會耗損身體裡的水源。因而，在飲食上以清淡為主，盡量少吃過甜、過油、過鹹、過辣的食物，少喝含糖飲料。最好多吃一些粗糧和富含維生素、礦物質的食物，以防便祕，日久化火，灼傷津液。

另外，還要多參加戶外運動，保持一個平和的心態。抑鬱、心情煩躁都會化成火，耗損身體裡的津液。

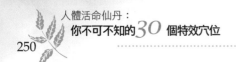

❀五❀
如何跟「黑眼圈」說再見

現在，許多人因為工作忙，需要經常熬夜。平時總覺得眼睛乾澀，而且黑眼圈變得越來越嚴重。剛開始時只有睡不好才會出現黑眼圈，發展到後來每天都有。

這是肝腎陰虛之症。《素問》中說：肝開竅於目。肝主藏血，肝血充足，眼睛才能得到充分的滋養，才可以正常工作。意思就是說，眼睛明亮，全要靠肝血來滋養。如果用眼多了，肝血耗損自然就多，特別是晚上，正是補陰血的時機，該補沒補，反而是變本加厲地使用，時間久了，肝血虛了。肝腎同源，從五行上看是「母子」關係，如果肝血虛就會連累腎，最後就導致肝腎陰虛。雖然大家說是「黑眼圈」，但是仔細看看，你會發現其實是有些發青的黑。在五色裡青與肝相對，而黑對應腎，所以偏重青色的應著重補肝，偏重黑色的應著重補腎。

對於補肝血就要用肝俞和膈俞。肝俞和膈俞是膀胱經上的穴位。膈俞還叫「血會」，是調節陰血的主要穴位。這個穴位找法很簡單，先找肩胛骨，就是平常所說的「翅膀骨」，它的內下角與第七胸椎在一條水平線上，這條線中點處即膈俞穴。肝俞是肝的背俞穴，即肝在後背的反應點。背俞的功能偏補，相當於身體裡自帶的海參、燕窩。肝俞在膈俞下兩個椎體，約 2.5 公分處。這兩個穴位都位於後背，自己按有些吃力，你可以在工作間歇找朋友、同事互相按揉，按 5 分鐘即可。或者

用棒球棒之類的東西，在後背上下地滾動，這種方法能刺激到背俞穴。如果條件允許可以在後背拔罐、艾灸，效果更佳。

而滋腎陰就要用太溪穴。手指從內踝最高處向後捋，跟腱前的凹陷處即是太溪穴。用手指按揉太溪穴時，有痠脹感和竄向腳底的酥麻感。除了上面所說的穴位，還有一個三陰交穴，它是三陰經的交會穴，可以同時調理脾肝腎。古書有云：「女子是水做的。」的確，女子就應補「水」，也是中醫裡講的陰。所以，三陰交又叫「女三里」。它位於內踝尖上 3 寸，即從內腳踝最高處起，往上量四指，在小腿內側骨後緣凹陷處，按下去會有脹疼感。

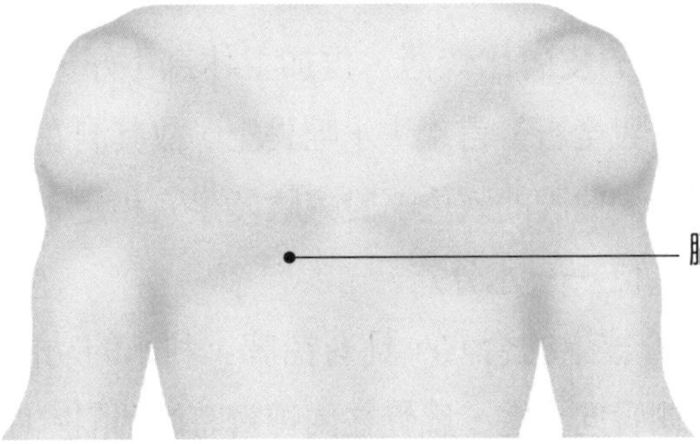

【具體操作方法】：每天刺激兩側的肝俞、膈俞穴各 3 ～ 5 分鐘，先要重點按揉膈俞穴，然後沿膀胱經往下按，直到肝俞處再重點按揉。艾灸或拔罐，再用手指按揉太溪穴 3 ～ 5 分鐘。每晚睡前按揉兩側三陰交穴 3 分鐘，以上操作最好在睡前做，一氣呵成，效果會更好。

飲食上，要多吃核桃、黑豆、黑芝麻、黑木耳等補腎之物，也可以適當吃些動物的肝臟或血。多喝牛奶、豆漿，最好少喝咖啡、濃茶。

另外，要保證充足的睡眠，給「陰」留充足的休養生息時間；同時，還要注意用眼，長時間看電腦或看書要閉上眼睛休息一會兒。

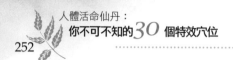

《六》
最簡單消除眼袋浮腫的方法

　　許多女性平時總熬夜，還愛喝水，結果皮膚卻鬆弛，「拇指肚」一樣的眼袋就掛在了臉上，臉顯得臃腫鬆垮。這因為體內有水濕了，是人體水的代謝出現了異常。水分不能完全利用，也不能及時地排出去，最後聚成痰濕留在體內。

　　由於人眼瞼處的皮膚比較薄，再加上休息不好，過度疲勞，水濕易在此駐紮。《景嶽全書》言：「水唯畏土，故其制在脾。」因而，要克水濕，就應健脾。健脾的穴位一般選陰陵泉穴和足三里穴，同時還要配上治水的重要穴位——水分穴。

　　陰陵泉穴是脾經上的合穴，具有補脾、利水的功能。它位於膝蓋下方，沿小腿內側骨向上捋，感覺往內轉彎時的凹陷處即是。每天用手指按揉此處，時間不受限制，只要維持每天總共按揉 10 分鐘以上。如果體內有脾濕，按揉時會很疼，持續每天按，疼痛會減輕，說明體內的脾濕有好轉。

　　足三里穴是治脾胃病的第一穴位，化脾濕就可以找它。刺激的最好方法是用艾灸，每晚睡覺前用艾條灸，可以協助陰陵泉除濕。

　　【具體操作方法】：按揉陰陵泉穴，每天應保證 10 分鐘。晚上睡覺前，用艾條灸兩側足三里穴 3 ～ 5 分鐘，在灸前最好先按揉兩側的陰陵泉 1 ～ 2 分鐘。

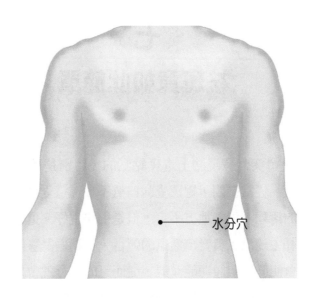

水分穴

　　水分穴是任脈上的穴位，具有調理水分代謝的功能。它位於肚臍上一橫指處，該穴最好用灸法。每晚睡前用艾條灸。用艾條灸比較簡單，即把艾條點燃，隔空在水分穴上方灸。

　　【具體操作方法】：在睡前用艾條灸足三里穴和水分穴各 10 分鐘，然後再按揉兩側陰陵泉穴 3 ～ 5 分鐘。

　　飲食上，要多吃富含維生素 A 和維生素 B 的食物，如胡蘿蔔、豆製品、馬鈴薯、魚類以及動物肝臟；少吃甜食；早上起床後要多喝水，晚上 10 點後盡量不要喝水。

　　另外，把一小杯茶在冰箱裡冷凍 15 分鐘，然後用一小塊化妝棉浸濕，把它敷在眼皮上，能收縮眼睛周圍的血管，從而減輕眼袋浮腫程度。

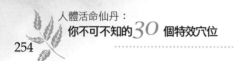
七
祛斑竟如此簡單

有些女性會突然發現臉上斑斑點點的，特別是鼻梁和顴骨處。平時工作壓力大，經常鬱悶，總感覺胸口氣不順，還愛嘆氣，偶爾內臟會有針扎一樣的疼痛，痛的地方不定，但是很快就好。這是由於肝鬱氣滯血瘀所致。肝主疏泄，負責疏通氣的運行。長期鬱鬱寡歡、情緒不能及時發洩，就會使肝的疏通功能減退，從而氣的運行就會越來越堵塞。所以才會感到在胸口憋著一口氣，總想把這團氣「吐」出去。氣為血帥，是推動血行的動力，如果氣不走了，那麼血也就不會走動。河流緩慢，淤泥就會變多，血行緩慢，臉上這些斑斑點點的色素沉澱就多了。氣是遊走不定的，瘀血不定發生在哪裡，所以內臟會有感到針扎一樣的疼痛，但沒什麼大問題，身體很快就能調整好。

這時想要祛斑，光靠往臉上抹東西是不夠的，「相由心生」，還要調整內部環境才可以，這就是要恢復肝的疏導功能，外加活血化瘀。

肝的「出氣筒」在太沖穴上，即腳背大趾和第二趾趾縫處向後，在腳背最高點前凹陷的地方，用手指按壓就可以。同時，還要配合合谷穴，中醫稱合谷為「開四關」，它具有調理全身氣機的功能。把食指和拇指用力併攏，合谷穴在手背虎口後肌肉最高點處。每晚睡覺前刺激穴位各 3 分鐘，悶氣就會出去了。

活血化瘀穴位當屬「血海穴」，持續每天按揉血海 3 分鐘。

飲食上，保持每天早飯前喝杯溫開水。平時可以用玫瑰、月季花泡水喝，能疏肝解鬱。

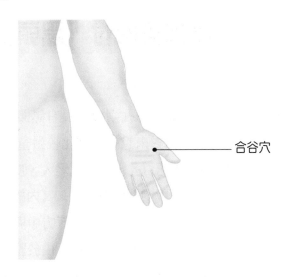

合谷穴

【具體操作方法】：每晚用胡蘿蔔汁加點牛奶塗在臉上，第二天早上洗去。或者用番茄汁，加適量蜂蜜和少許麵粉調成膏狀，塗在面部20～30分鐘即可。

另外，要多參加戶外活動，與人保持良好的溝通，心情好了，斑才能去得快。

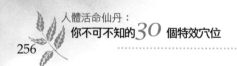
《八》
該如何對付「黑頭」

現在，許多人的鼻翼和鼻孔兩邊都長有黑頭，用手一摸油油的，還帶有一股難聞的味。相對來說，夏季比較嚴重，還能擠出白色的東西，擠後的皮膚變得「千瘡百孔」，毛孔變大，皮膚變乾燥。

如果鼻出現問題，那說明脾胃有異常。《內經》言：「脾熱病者，鼻先赤。」從五行角度來看，脾胃屬土，五方中與其相對的是中央，而鼻位於面的中央，所以說鼻是脾胃的外候。由於脾土怕濕，如果濕熱盛時就會在鼻上有反應。在季節上，與脾土相對的是長夏，所以黑頭在夏天要嚴重一些。除脾濕最好的穴位即陰陵泉穴和足三里穴。

陰陵泉穴是脾經上的合穴，從腳趾出發的脾經經氣在此處往裡深入，它具有健脾除濕的功效。陰陵泉位於膝蓋下方，用手指沿小腿內側骨向上，感覺往內轉彎時的凹陷處即是陰陵泉穴。每天用手指按揉，保持一天共揉 10 分鐘。

而足三里穴是治療脾胃疾病的要穴。刺激方法是用艾灸，每晚睡覺前用艾條灸，能協助陰陵泉穴除濕。具體方法是，睡前用艾條灸兩側足三里穴 3 ～ 5 分鐘，灸前先揉陰陵泉穴 1 ～ 2 分鐘。

另外，還要注意飲食，平時盡量少吃甜食，如糕點、冰淇淋之類的食品，因為甜的食物會加重脾濕。

◊九◊
不用唇彩，雙唇也能鮮亮

　　有些女性，嘴唇發暗，甚至有些偏紫色，冬季或者淋雨、著涼後會更明顯。而且手腳總是冰冰的，尤其是冷的時候手也會變成暗紫色，這是寒凝血瘀所致。中醫講，寒主凝滯，如果體內大寒，血液流動就會慢，從而形成血瘀。

　　就像冬天河水結冰、水流速度變慢的道理。血流減慢，新鮮血液，也就是所說的動脈血不能及時補充上，所以才會表現出靜脈血的顏色。大家都知道，動脈血是鮮紅色，而靜脈血呈暗紅色。所以，受寒後的女性，嘴唇、四肢末端會發暗。

　　其實，有許多女性體質天生就偏寒，所以痛經、手腳發涼很常見。但有好多人為了減肥，吃些寒性青菜、水果，再加上愛穿現在流行的低腰褲、露臍裝、超短裙，等等。總之，女性本身就怕寒，還在無意中把自己變寒。要想驅寒就要溫陽，點燃體內的小火爐。最簡單的方法就是艾灸神闕穴、關元穴。

　　神闕穴在肚臍正中，就是肚臍眼的地方。它是任脈上的穴位，人出生前靠它從母體汲取取營養，等出生後用它來振奮體內的元陽。陽氣充足了，寒邪自然會一掃而光。可以取少量的食鹽填在肚臍裡，然後在上面蓋一片類似於硬幣大小的薑片，在上面放滿艾絨點燃。需要注意，當感到很燙時，把薑片拿起來，繞著肚臍上下、左右移動。每晚睡前灸，

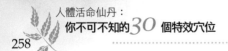

因為此時陽氣最少。

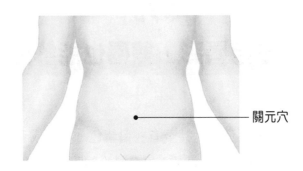

關元穴

　　關元穴位於肚臍正下方四橫指處，也是任脈上的穴位，同時還是小腸募穴和足三陰會穴，具有溫補元氣的功能。

　　長期灸關元穴，會感到後腰明顯地發熱，這股熱氣會從關元穴斜向兩側上方，暖暖的，非常舒服。

✟
四白穴：除皺亮膚臉色好

四白穴位於眼眶下方凹陷處，當你平視前方時，沿瞳孔所在的直線往下找，在眼眶下緣稍下能感到一個凹陷的地方，這就是四白穴。

四白穴也叫「美白穴」或「養顏穴」，如果能每天都持續用手指按壓這個穴位，然後輕輕地揉 3 分鐘左右，你就會發現皮膚開始變得細膩，美白的效果也非常好。如果天天持續按壓，經過一段時間後，臉部的血液循環就會順暢，皺紋自然就會消失，皮膚也會變得有光澤。

因為四白穴處在眼睛的周圍，所以如果持續每天點揉，還能有效地預防眼部疾病，如眼睛發痠發脹、眼花、近視等，同時還能祛除眼部的皺紋。

【具體操作方法】：為了提高按摩的效果，首先要將雙手搓熱，然後一邊吐氣一邊用搓熱的手掌在眼皮上輕撫，上下左右各做 6 次，眼球再向左右各轉 6 次。指壓瞳子髎也能祛除眼角上的皺紋。瞳子髎在眼外眥外側 1 公分凹陷處，一邊吐氣一邊按壓 6 秒鐘，這樣反覆做 6 次。

此外，透過全臉按摩也可以祛除眼角皺紋。這些方法配合指壓法，美容效果會更好，同時也可以和絲竹空穴、睛明穴一起用。

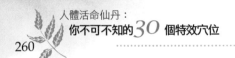
≫十一≪
指壓法讓你的臀部翹起來

　　談及女性最吸引男性之處，很多人認為是她們曲線完美的腰、背、臀，儘管有高挑的身材，但如果沒有曲線優美的臀部多少有些失分。一些喜歡運動的女性，臀部緊收、上翹，顯得身體線條妙不可言。所以對女性來說臀部線條是相當重要的部分。大多數女性都喜歡穿高跟鞋，大概是因為穿高跟鞋時提臀挺腰的背影和姿態看起來有魅力的緣故吧！

　　要想讓臀部翹，不妨試試芭蕾舞般用腳尖行走，或者穿高跟鞋走路，就會產生這樣的效果。因為採用這樣的姿勢，從腰腹一直到下肢肌肉都會緊縮，因此腹部不會向外突，腰部會稍挺一些，使臀部上提後翹，這樣站立時顯得亭亭玉立，走路時顯得搖曳多姿。但如果經常穿高跟鞋，因為總是趾尖用力，重心稍有些不穩，這樣患腎臟病或者肝病的機率會大一些。所以，最好是高跟與平底鞋交替著穿。

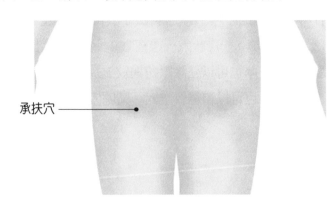

承扶穴

真正想變得灑脫、美麗，除了要外表裝飾，更重要的是改善自己的體型，臀部大與臀部下垂的人，都要儘快採取解決辦法。治療臀部下垂的穴位和指壓法，能幫你擁有豐滿健美的臀部。

提臀就要用指壓左右臀下橫紋中點的承扶穴。首先挺直背部，肛門夾緊，然後慢慢吸氣，並用拇指以外的四根手指按壓承扶穴，向上按壓 6 秒鐘時，把氣吐出去，這樣每天早晚各做 10 次，一個月後效果就會出現。如果想快速見效，那麼最好不要穿高跟鞋，只穿平底鞋，走路時要一面挺直背部一面夾緊肛門。

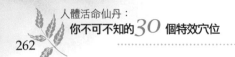
十二

去除眼角小皺紋，非瞳子髎莫屬

俗話說：「眼可傳神」。往往人的性格或者思想，可以透過眼神表達出來。提及不自信之事，眼神總會暗淡無光，當談及有信心的事時，人們的眼睛就會精光逼人。暗淡的眼光、恐怖的眼光、和藹的眼光、柔媚的眼光——這些都在告訴別人自己的心意。

如果在一雙漂亮的眼睛附近有許多小皺紋，那就會使魅力減半。特別是黃色人種眼窩比較淺、脂肪厚，眼皮還易腫脹，因而就會在眼睛附近產生一些小皺紋。古人曾說：「眼乃心之窗」、「眉目傳情」，意思是說眼睛能把喜怒哀樂等情緒和自己的內心世界完全表現出來。美麗的眼睛能使女性更具有誘惑力，男性會更具有魅力。當在與人溝通意見、說服別人以及與異性交往時，不一定都靠語言，也可以靠眼睛。

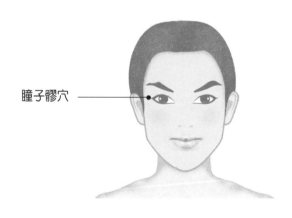

瞳子髎穴

眼睛周圍尤其是眼角處長出許多小皺紋怎麼辦呢？可以用指壓法來消滅這些小皺紋。為了提高按摩效果，首先必須把兩手搓熱，然後用搓熱的手掌輕撫在眼皮上，同時還要一邊吐氣，如此上下左右各做 6 次。其次，以同樣的方法把眼球向左右各轉 6 次。接著再指壓能除去眼角皺紋的瞳子髎穴。

　　瞳子髎穴在眼外眥外側 1 公分凹陷處，按壓時一面吐氣一面按壓，每次壓 6 秒鐘，這樣重複 6 次。除去眼角皺紋還有一種簡便的方法就是進行全臉按摩。消除眼皮腫的方法還可用冷水在眼睛四周輕輕地拍打。這些方法和指壓法配合運用，效果會更佳。

心理勵志小百科好書推薦

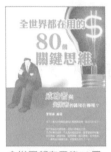

全世界都在用的80個
關鍵思維NT：280

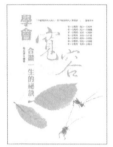

學會寬容
NT：280

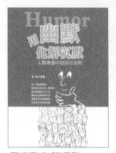

用幽默化解沉默
NT：280

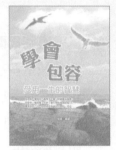

學會包容
NT：280

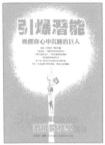

引爆潛能
NT：280

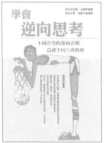

學會逆向思考
NT：280

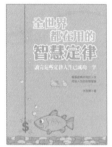

全世界都在用的智慧
定律 NT：300

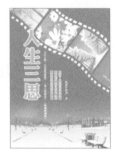

人生三思
NT：270

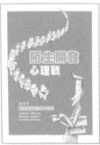

陌生開發心理戰
NT：270

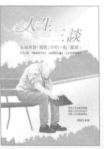

人生三談
NT：270

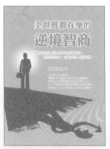

全世界都在學的逆境
智商NT：280

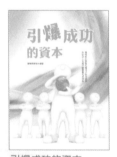

引爆成功的資本
NT：280

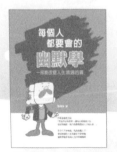

每個人都要會的幽默學
NT：280

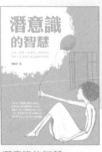

潛意識的智慧
NT：270

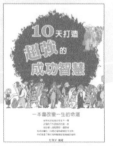

10天打造超強的成功智慧
NT：280

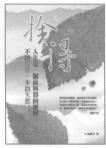

捨得：人生是一個捨與得的歷程，
不以得喜，不以失悲　NT：250

健康養生小百科好書推薦

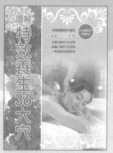

圖解特效養生36大穴
NT：300（附DVD）

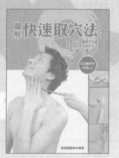

圖解快速取穴法
NT：300（附DVD）

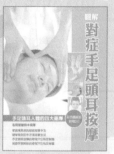

圖解對症手足頭耳按摩
NT：300（附DVD）

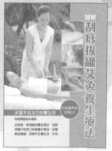

圖解刮痧拔罐艾灸養生療法
NT：300（附DVD）

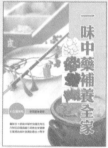

一味中藥補養全家
NT：280

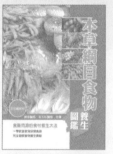

本草綱目食物養生圖鑑
NT：300

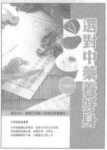

選對中藥養好身
NT：300

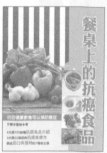

餐桌上的抗癌食品
NT：280

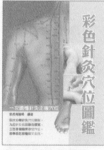

彩色針灸穴位圖鑑
NT：280

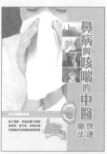

鼻病與咳喘的中醫快速
療法 NT：300

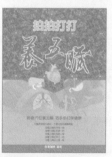

拍拍打打養五臟
NT：300

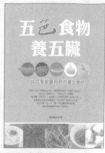

五色食物養五臟
NT：280

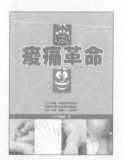

痠痛革命
NT：300

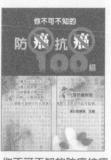

你不可不知的防癌抗癌
100招 NT：300

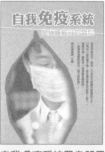

自我免疫系統是身體最
好的醫院 NT：270 元

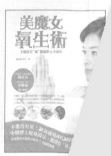

美魔女氧生術
NT：280 元

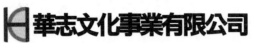

華志文化事業有限公司
HUACHIH CULTURE CO., LTD

116 台北市文山區興隆路 4 段 96 巷 3 弄 6 號 4 樓
E-mail： huachihbook@yahoo.com.tw 　電話：(886-2)22341779

【圖書目錄】

書號	書名	定價	書號	書名	定價
		健康養生小百科 18K			
A001	圖解特效養生 36 大穴（彩色）	300 元	A002	圖解快速取穴法（彩色）	300 元
A003	圖解對症手足頭耳按摩（彩色）	300 元	A004	圖解刮痧拔罐艾灸養生療法(彩色)	300 元
A005	一味中藥補養全家（彩色）	280 元	A006	本草綱目食物養生圖鑑（彩色）	300 元
A007	選對中藥養好身（彩色）	300 元	A008	餐桌上的抗癌食品（雙色）	280 元
A009	彩色針灸穴位圖鑑（彩色）	280 元	A010	鼻病與咳喘的中醫快速療法	300 元
A011	拍拍打打養五臟（雙色）	300 元	A012	五色食物養五臟（雙色）	280 元
A013	疼痛革命	300 元	A014	你不可不知的防癌抗癌 100 招(雙色)	300 元
A015	自我免疫系統是最好的醫院	270 元	A016	美魔女氧生術（彩色）	280 元
A017	你不可不知的增強免疫力 100 招（雙色）	280 元	A018	關節炎康復指南(雙色)	270 元
A019	名醫教您：生了癌怎麼吃最有效	260 元	A020	你不可不知的對抗疲勞 100 招(雙色)	280 元
A021	食得安心：專家教您什麼可以自在地吃（雙色）	260 元	A022	你不可不知的指壓按摩 100 招(雙色)	280 元
A023	人體活命仙丹：你不可不知的30個特效穴位	280 元			
		心理勵志小百科 18K			
B001	全世界都在用的 80 個關鍵思維	280 元	B002	學會寬容	280 元
ﾟ03	用幽默化解沉默	280 元	B004	學會包容	280 元
	引爆潛能	280 元	B006	學會逆向思考	280 元
	全世界都在用的智慧定律	300 元	B008	人生三思	270 元
	開發心理戰	270 元	B010	人生三談	270 元
	都在學的逆境智商	280 元	B012	引爆成功的資本	280 元
	要會的幽默學	280 元	B014	潛意識的智慧	270 元
	強的成功智慧	280 元	B016	捨得：人生是一個捨與得的歷程，不以得喜，不以失悲	250 元

B017	智慧結晶：一本書就像是一艘人生方舟	260 元	B018	氣場心理學：10 天引爆人生命運的潛能	260 元
		口袋書系列 64K			
C001	易占隨身手冊	230 元	C002	兩岸簡繁體對照手冊	200 元
		休閒生活館 25K			
C101	噴飯笑話集	169 元	C102	捧腹 1001 夜	169 元
C103	寫好聯，過好年	129 元			
		諸子百家大講座 18K			
D001	鬼谷子全書	280 元	D002	莊子全書	280 元
D003	道德經全書	280 元	D004	論語全書	280 元
D005	孫子兵法全書	280 元	D006	菜根譚新解	280 元
		生活有機園 25K			
E001	樂在變臉	220 元	E002	你淡定了嗎？不是路已走到盡頭，而是該轉彎的時候	220 元
E003	點亮一盞明燈：圓融人生的 66 個觀念	200 元	E004	減壓革命：即使沮喪抓狂,你也可以輕鬆瞬間擊潰	200 元
E005	低智商的台灣社會：100 個荒謬亂象大解析，改變心態救自己	250 元	E006	豁達：再難也要堅持，再痛也要放下	220 元
E007	放下的智慧：不是放下需求，而是放下貪求	220 元	E008	關卡：生命考驗必須凝聚的九大力量	220 元
E009	我們都忘了，知止也是一種智慧	200 元	E010	百年樟樹聽我說話	200 元
E011	鹹也好淡也好，人生自在就好	179 元	E012	現在就是天堂：人生的行李越簡淡、越輕盈，是最大的幸福	230 元
E013	人生百味：生活需品嚐各種滋味，體驗各種心境	179 元			
		命理館 25K			
F001	我學易經的第一步：易有幾千歲的壽命，還活得很有活力	250 元			

【純電子書目錄（未出紙本書）】

書號	書名	定價	書號	書名	定價
		歷史館			
E101	世界歷史英雄之謎	280 元	E102	世界歷史宮廷之謎	280 元
E103	為將之道	280 元	E104	世界歷史上的經典戰役	280 元
E105	世界歷史戰事傳奇	280 元	E106	中國歷史人物的讀心術	280 元
E107	中國歷史文化祕辛	280 元	E108	中國人的另類臉譜——非常人	280 元
E109	中國歷史的驚鴻一瞥——非常事	260 元			
		勵志館			
E201	學會選擇學會放棄	280 元	E202	性格左右一生	280 元
E203	心態決定命運	280 元	E204	給人生的心靈雞湯	280 元
E205	博弈論全集	350 元	E206	給心靈一份平靜	280 元
E207	謀略的故事	300 元	E208	用思考打造成功	260 元
E209	高調處世低調做人	300 元	E210	小故事大口才	260 元
E211	口才的故事	260 元	E212	思路成就出路	250 元
		軍事館			
E301	世界歷史兵家必爭之地	280 元	E302	戰爭的哲學藝術	280 元
E303	兵法的哲學藝術	280 元			
		中華文化館			
E401	中華傳統文化價值觀	260 元	E402	人生智慧寶典	280 元
E403	母慈子孝	220 元	E404	家和萬事興	260 元
E405	找尋中國文化精神	260 元			
		財經館			
E501	員工的士兵精神	250 元			
		人物館			
	影響世界歷史的 100 位帝王	300 元	E602	曾國藩成功全集	350 元
	李嘉誠商學全集	300 元	E604	時尚名門的品牌傳奇	280 元
	界最有權力的家族	280 元	E606	書香世家的流金歲月	280 元
		心理館			
	學	280 元			

國家圖書館出版品預行編目資料

人體活命仙丹：你不可不知的30個特效穴位 / 李嵐
醫師作. -- 初版. -- 新北市：華志文化, 2014.04
面； 公分. --（健康養生小百科；23）

ISBN 978-986-5936-72-3（平裝）

1. 經絡　2. 穴位療法

413.915　　　　　　　　　　　　　　　103002898

書名／人體活命仙丹：你不可不知的30個特效穴位

系列／健康養生小百科 0 2 3

華志文化事業有限公司

|C|

作　　　者　李嵐醫師

執行編輯　林雅婷

美術編輯　黃美惠

封面設計　黃雲華

文字校對　陳麗鳳

企劃執行　康敏才

總　　編　黃志中

社　　長　楊凱翔

出　版　者　華志文化事業有限公司

電子信箱　huachihbook@yahoo.com.tw

地　　址　116 台北市文山區興隆路四段九十六巷三弄六號四樓

電　　話　02-22341779

排版印刷　辰皓國際出版製作有限公司

總經銷商　旭昇圖書有限公司

地　　址　235 新北市中和區中山路二段三五二號二樓

電　　話　02-22451480

傳　　真　02-22451479

郵政劃撥　戶名：旭昇圖書有限公司（帳號：12935041）

電子信箱　s1686688@ms31.hinet.net

出版日期　西元二○一四年四月初版第一刷

售　　價　二八○元

版權所有　禁止翻印

本書由上海科學技術出版社獨家授權華志ㄣ

Prin